Angela Körner-Armbruster · Totgeburt weiblich

Angela Körner-Armbruster

Totgeburt weiblich

Ein Abschied
ohne Begrüßung

Mit einem Nachwort von
Mareile Korte-Schraivogel

Attempto Verlag

Ich schreibe dieses Buch in erster Linie für Linda, der ich nicht das Leben schenken konnte, nur den bunten Schmuck auf ihrem kleinen Grab und meine Liebe.

Ich schreibe dieses Buch für Bastian, dessen kleines Leben einen solch schrecklichen Einschnitt erfahren hat, als Dank für seine Liebe, die mir so viel half.

Ich schreibe dieses Buch für Hannah, die eineinhalb Jahre nach Lindas Tod geboren wurde und die erst noch von ihrer Schwester erfahren wird.

Ich schreibe dieses Buch für unsere Eltern, die manches Tief mitgetragen haben, so gut sie es konnten.

Ich schreibe dieses Buch für unsere Verwandten und Freunde, die dadurch vielleicht unsere Veränderungen seither besser verstehen können.

Ich schreibe dieses Buch für alle Mütter und Väter, die auch um ein Kind trauern, damit es ihnen vielleicht Wiedererkennen und Hilfe sei.

Ich schreibe dieses Buch für mich als einen weiteren Schritt zur Bewältigung meiner nicht endenden Trauer.

Ich schreibe dieses Buch für Lutz, auch wenn er kein Buch braucht, um in mir lesen zu können.

Auf den Tod eines Kindes

Du kamst, du gingst mit leiser Spur
Ein flüchtiger Gast im Erdenland;
Woher? Wohin? Wir wissen nur:
Aus Gottes Hand in Gottes Hand.

Ludwig Uhland

Auf meines Kindes Tod

(. . .)

Mein liebes Kind, ade!
Ich konnt ade nicht sagen,
Als sie dich fortgetragen,
Vor tiefem, tiefem Weh.

Jetzt auf lichtgrünem Plan
Stehst du im Myrtenkranze,
Und lächelst aus dem Glanze
Mich still voll Mitleid an.

Joseph Freiherr
von Eichendorff

Nachträge zu den
»Kindertotenliedern«

(. . .)

Des verstorbnen Töchterchens
Bild in meinem Zimmer,
Frische Blumen aus dem Wald
Holend, schmück ich's immer.

Heute trat mir, als ich kam
Heim mit meinem Segen,
An der Tür mein lebendes
Töchterchen entgegen:

»Gib die Blumen, Vater, mir!«
Sollt ich sie nicht geben?
Blumen schmücken schön den Tod,
schöner noch das Leben.

Friedrich Rückert

Bis zur 32. Woche

6. Woche

Unser Gefühl hat uns nicht getrogen: *wir* sind wieder schwanger. Bastian, unser erster, ist jetzt eineinhalb Jahre alt und soll ein Geschwisterchen bekommen. Das haben wir uns gut überlegt. Er soll nicht alleine aufwachsen. Ich selbst habe keine Geschwister und fand dies immer sehr schade. Freuen wir uns? Natürlich, wir wollen das Kind ja so gerne. Ein klein wenig Angst geistert im Hinterkopf, der Schrecken einer Fehlgeburt in der 7. Woche liegt erst drei Monate zurück. Damals ging alles unheimlich schnell. Kaum hatten wir uns an den Gedanken der Schwangerschaft gewöhnt, war sie eines Sonntagmorgens auch schon wieder vorbei.

Aber warum soll es ausgerechnet uns noch einmal treffen? In der Klinik hat man uns ganz sachlich und emotionslos erklärt: »Das kommt bei uns beinahe täglich vor, Ausschabungen sind Routine. Eine Eileiterschwangerschaft wäre schlimmer. Aber so können Sie nach ein paar Monaten wieder problemlos schwanger werden.« Nun gut ...

Auch der Frauenarzt hat uns viel vom »komplizierten Wunder der Zellteilung« erzählt, und daß dabei eben ziemlich schnell ein »Strickfehler« vorkommen kann. Tröstlich?

Sei's drum, ich bin ein positiv orientierter Mensch und schaue nach vorne, also gehen wir ganz ruhig an die neue Schwangerschaft heran. Ich bin ruhig und vertrauensvoll und mache mir nicht allzuviele Gedanken.

12. Woche

Ich bin mit vier Kindern alleine zu Hause, plötzlich habe ich ein merkwürdiges Gefühl im Unterleib, erhöhter Puls, Übelkeit – tatsächlich: ich blute! So schnell es geht, bringe ich die drei Gastkinder zu ihrer Mutter zurück, Bastian kann auch dort bleiben, und ich rase zum Frauenarzt. Gott sei Dank, die Herztöne sind in Ordnung. Der Ultraschall zeigt auch nichts Beunruhigendes. Die Blutungen haben fast aufgehört. Meine Angst ist trotzdem da, ich zittere am ganzen Körper. Therapie wie üblich: vier Wochen liegen.

Gleich am nächsten Tag kommt für vier Stunden eine Haushaltshilfe – ob das gut geht? Oh je, wie mache ich das unserem Sohn klar? Und so erzähle ich ihm das erste Mal von dem kleinen Baby in meinem Bauch. Er freut sich wahnsinnig darüber. Ich erkläre ihm nun in Kinderworten: »Weißt du, das Baby macht Quatsch da drin und will raus, obwohl mein Bauch noch gar nicht groß und rund ist. So lange muß das Baby noch drin bleiben und wachsen. Nun muß die Mama still liegen, dann bleibt das Baby vielleicht drin.« Er nimmt es erstaunlich leicht und genießt es, daß ich bei ihm im Zimmer liege, schon nach einer Woche gehöre ich zum »Inventar«, spiele, lese und singe, bin aber zwischendurch auch uninteressant für ihn und kann etwas für mich tun.

Wenn ich Ablenkung habe, geht es mir ganz gut. Kaum bin ich alleine, Bastian schläft oder ich versuche zu schlafen, schon kommt die Angst knüppeldick. Könnte ich doch wenigstens schon die Bewegungen unseres Kindes spüren – aber das ist noch viel zu früh. Wahrscheinlich ist es gut so, denn jedes Nichtstrampeln würde mich wohl erst recht beunruhigen.

So lebe ich von einer Untersuchung zur nächsten. Jedes Mal ist alles in Ordnung. Doch kaum bin ich zu Hause, geht es wieder los. War die Anstrengung zu groß? Hat die Autofahrt wieder etwas ausgelöst? Im Grunde genommen fühle ich mich wohl, genauer gesagt: ich fühle eigentlich gar nichts. Aber ich brauche nur fünf Minuten grauen Gedanken nachzuhängen und schon meine ich alle Symptome zu erkennen. Ein Teufelskreis.

Abends, wenn »Papi« heimkommt, geht es mir besser. Zum Glück verstehen wir uns auch ohne Worte, schauen uns nur an, und jeder weiß, wie es dem anderen geht.

Manchmal gibt es Besuch, Ablenkung, Unterhaltung, Berichte von »draußen«. Vier Wochen in der Wohnung eingesperrt zu sein, wenn draußen so tolles Wetter ist, das kommt mich hart an. Aber ich traue mich nicht, einen Spaziergang zu machen oder abends auf eine Pizza auszugehen. Die Verantwortung für das kleine Wesen ist so groß, und ich will mir keine Vorwürfe machen müssen.

Irgendwie gehen die vier Wochen vorbei und ich bekomme wieder »Grünes Licht«. Durch Autogenes Training habe ich auch wieder Mut und Kraft für die kommenden Monate. Sie vergehen schnell und ohne Probleme.

20. Woche

Das Bäuchlein wölbt sich – und alles ist in bester Ordnung. Der kleine Schreck ist vergessen – und alles geht normal weiter. Beinahe zumindest. Denn auf der Toilette schaue ich immer nach, ob am Papier doch etwas Blut hängt.

Bastian kann es kaum mehr erwarten und macht viele Pläne. Wo schläft das Baby, was trinkt es, welche Kleider zieht es an, womit spielt es? Er ist eine Miniatur-Mama.

Wir Eltern machen uns keine Sorgen, wie es mit den beiden werden wird. Eine Mehrbelastung scheint es mir kaum zu sein. Daß es mit Bastian Probleme geben wird, glauben wir nicht. Und wenn – wir werden es schaffen.

Das Baby, von dem ich meine, daß es ein Mädchen wird, eine Hannah, lebt sehr ruhig in mir, schläft meistens, strampelt nicht zu viel und nicht zu wenig, entwickelt sich wunderbar und ist laut Tabelle ein Normkind.

Trotz allem bete ich jeden Abend und oft auch zwischendurch inbrünstig, es möge gesund sein und es solle ihm nichts geschehen.

Denn irgend etwas bahnt sich an: Etwas ist nicht in Ordnung. Ganz tief in mir sitzt eine Furcht, die ich niemandem beschreiben kann und die mir selbst nicht ganz klar ist. Als Bastian noch in mir war, gab es dies alles nicht. Natürlich hatte ich mir auch damals Gedanken gemacht um das Kind, um das Wann und Wie – genau wie jede werdende Mutter.

Aber diesmal ist es anders. Je größer das Baby wird, desto häufiger wache ich nachts aus einem merkwürdigen Traum auf. Ich habe das Gefühl, daß es gar kein richtiger Traum war, eher ein Zustand, der mir ein wenig unheimlich ist. Ich schwebe zwischen Himmel und Erde, habe aber das unbestimmte Gefühl, nicht alleine zu sein.

Und dann ist immer dieser Funke in mir, einfach dieses *Etwas*, dieser Gedanke, der mir klar macht: ich werde dieses Kind nicht haben, es wird sterben.

Ich bin klatschnaß geschwitzt, habe Herzklopfen und schreckliche Angst vor dem, was da in mir ist. Ich fürchte mich vor mir selbst, schäme mich, und doch kommt es immer wieder. Bestimmt ist es kein Freudscher Wunschtraum, nichts Unbewußtes.

Ich bin nicht *so* tief gottesgläubig, daß ich meine, Gott hätte zu mir gesprochen. Aber ich habe Bücher mit Erfahrungsberichten von klinisch toten Patienten gelesen – etwas ähnliches erlebe ich.

Als ich schließlich meinem Mann davon erzähle, lacht er mich zwar nicht aus, schiebt alles aber auf die Schwangerschaftshormone und will mich beruhigen. Er meint, andere werdende Mütter hätten solche Ängste sicher auch.

Ich merke, daß ich mich nicht verständlich machen kann, daß es keine Worte dafür gibt, und rede nicht mehr darüber. Aber »Es« ist da und verläßt mich nicht mehr. So kämpfe ich dagegen an und bete immer mehr. Ansonsten verläuft alles ruhig und harmonisch.

32. Woche

Inzwischen sind wir ohne besondere Vorkommnisse in der 32. Woche angelangt.

Wir haben uns ein Haus gekauft, etwas außerhalb von Tübingen, nicht nur für die Kinder, auch für uns. Den Umzug und all die damit verbundenen Aufregungen bewältigten wir mit Hilfe von Freunden und Verwandten eigentlich ganz gut. Wenn die Mutterbänder plagten, gab es eben eine Pause.

Nun bricht der 8. Monat an und zusammen mit Bastian, der vor kurzem drei Jahre alt geworden ist, mache ich mich an die Vorbereitungen fürs Baby. Kleider waschen, Stubenwagen ausleihen, eben all die vielen Kleinigkeiten richten. Wer weiß, vielleicht kommt es früher? Auf jeden Fall fällt mir das Herumkrabbeln im Keller jetzt noch leichter. Heute morgen hat Bastian die Rasseln und Greiftiere gewaschen und in einem Körbchen neben dem Stubenwagen bereitgestellt.

Dienstag, 22. März

In den letzten Tagen ist das Zwerglein gar nicht mehr so ruhig, es wird richtig lebendig und zappelig. Obwohl es ihm jetzt eng werden müßte, strampelt und streckt es sich mächtig. Aber Bastian war damals auch so lebendig, daß er mich nachts oft aus dem Schlaf geholt hatte. Also mache ich mir keine Gedanken darüber.

Nachmittags spiele ich Theater und wäre recht froh, wenn mein Baby eine längere Pause machen würde. Auf der Heimfahrt stemmt es sich so sehr gegen meine Organe, daß ich kaum mehr fahren kann. Ein richtiger Schmerz. Abends ist es dann soweit, daß ich unmutig »schimpfe«. Beruhigendes Streicheln, Liegen, eine Brücke machen . . . nichts ändert sich. Vielleicht versucht das Kind sich zu drehen, obwohl es schon den Kopf unten hat. Morgen ist Frauenarzttermin mit Sonographie, da werde ich dem Murmel einmal ins Gewissen reden.

Um halb zwölf Uhr nachts gehen wir zu Bett. Lange hält mich das Mäuschen noch wach, gegen halb ein Uhr schlafe ich endlich ein.

Diagnose: Herztöne Null

Mittwoch, 23. März

Das Baby schläft noch, klar, es hat ja auch ewig herumgetobt. Normalerweise wacht es beim Frühstück auf. Als ich auch anschließend beim Duschen nichts spüre, obwohl ich den Massagestrahl besonders lange auf meinen Bauch richte, beschleicht mich ein merkwürdiges Gefühl. Der »Funke« meldet sich wieder.

Wir ziehen uns an; die Autofahrt wird zum letzten »Test«. Aber nein, kein Strampeln. Der Funke wird Feuer und ein Gedanke. Und zwar ein ziemlich dicker, fetter. In mir breitet sich etwas aus, das ich nur als Betäubung beschreiben kann.

Es ist, als ob mir jemand zuruft: »Der Tag X hat begonnen!« Als wir beim Frauenarzt ankommen, sage ich nichts von meiner Wahrnehmung.

Bastian spielt im Wartezimmer. Ich lasse mir routinemäßig Blut abnehmen und den Urin untersuchen. Dann werde ich ans CTG, den Wehenmesser angeschlossen. Empfindungslos liege ich da und sehe aus weiter Ferne zu, wie sich die Arzthelferin bemüht, die Herztöne zu finden. Die Sekunden werden zu Minuten, langsam wird sie nervös, beißt sich auf die Lippen, sagt völlig zappelig: »Ach, das hat nichts zu bedeuten, manchmal drehen sich die Kleinen weg und man findet den Herzschlag nicht sofort.«

Ich höre mich ganz ruhig sagen: »Lassen Sie es gut sein, wir wissen doch beide, daß Sie jetzt nichts mehr finden werden!«

Nun kommt der Arzt: »Ja, was ist denn? Ich warte schon!« Als er die Antwort hört, sagt er nur: »Schnell zur Sono!«

Als ich ins andere Zimmer gehe, fallen mir meine Träume wieder ein und werden mir klar. Meine Ängste, meine Vorahnungen, Gebete – und ein schreckliches Ende. Die Sono bringt in einer halben

Minute die irrsinnige Gewißheit: keine Kindsbewegungen, keine Herztöne mehr vorhanden.

Der Arzt füllt wortlos einen Einweisungsschein in die Klinik aus. Frage meinerseits: »Nützt ein Krankenwagen noch etwas?« Bedauerndes Kopfschütteln.

Ich rufe aus der Praxis meine Schwiegereltern an, die in Tübingen wohnen, ob ich Bastian bringen könne. Zu unserem Sohn sage ich ganz ruhig: »Wir fahren jetzt zu Oma und Opa, du darfst heute dort zu Mittag essen. Die Mami geht in die Klinik, das Baby ist krank. Vielleicht können sie es dort wieder gesund machen.« Er akzeptiert das kommentarlos.

Wie könnte ich dem Kind so ganz unvermittelt die Wahrheit sagen? Jeder wird diese Notlüge verstehen. Dieser fürchterlichen Tatsache kann ein Erwachsener kaum ins Auge sehen, wie dann ein dreijähriges Kind?

Als ich meinen Schwiegereltern ohne beschönigende Worte, ganz unvermittelt sage: »Das Baby ist tot!«, sehe und spüre ich zum ersten Mal, was die nächsten Wochen immer wieder auf mich zukommt: Entsetzen, Ungläubigkeit, und dann ihre Reaktion: »Sicher? Ach was, geh' erst mal in die Klinik.« Aber nein, es ist wahr.

Sie glauben es erst, als ich versuche, telefonisch meinen Mann zu erreichen, was ausgerechnet heute sehr schwierig ist, da eine Sitzung die nächste ablöst. So kann ich nur eine dringende Nachricht hinterlassen und hoffen, daß sie ihn bald erreicht.

Ich verabschiede mich wie immer von Bastian, erkläre ihm, daß ich heute nicht mehr komme, daß aber dafür der Papi kommt, und ich unterdrücke den Wunsch, ihn besonders lange in die Arme zu schließen, und dann fährt mich mein Schwiegervater in die Klinik. Das traue ich mir selber doch nicht mehr zu.

Als ich die Treppe hinuntergehe, denke ich: »Das letzte Mal *mit* Bauch. Werde ich je wieder schwanger sein?« Er fährt wortlos, aber an jeder roten Ampel schimpft er. Bin ich es, die sagt: »Laß dir doch Zeit, es ist eh alles zu spät«?

Meine Gedanken auf der Fahrt sind merkwürdig klar. Einer davon ist beherrschend: »Und keiner sieht es uns an, daß hier ein totes Kind im Bauch seiner Mutter spazierengefahren wird«. Wie unwichtig bin ich, ist jeder einzelne von uns? Ansonsten habe ich das Gefühl, daß alles in Zeitlupe abläuft, was mich betrifft. Der Verkehr und alles andere brandet mit irrer Geschwindigkeit auf mich zu. Noch nie habe ich die Hektik, das Wohin und Woher in einer Stadt so deutlich empfunden wie gerade jetzt. Jeder hat ein Ziel, keiner weiß es vom anderen.

An der Klinikschranke will man uns nicht mit dem Auto durchlassen. Mein Schwiegervater sucht nach Worten und so entscheide ich mich für die schnelle und einfachere Lösung, presse die Hände auf meinen Bauch und hauche: »Entbindung!« Und schon sind wir durch. Ich schicke »Opa« nach Hause, ich muß alleine hineingehen, will ihm das alles auch nicht zumuten.

Meine Beine wiegen Tonnen, als ich die Treppe hochsteige. In der Anmeldung sagt *jemand*, den ich bisher sehr gut kannte: »Guten Tag, ich komme zur Entbindung. Bei meinem Kind sind keine Herztöne mehr vorhanden.«

Hier spüre ich schon deutlich, daß *man* auf solche Fälle nicht eingestellt ist, daß sie in der Verwaltung nur auf den Bildschirm und die Entertaste getrimmt sind und daß niemand auf dic Idee kommt, für mich die Formulare zu holen. So laufe ich erst einmal durch die Klinik, um alles Nötige zu sammeln, was meine Identität bezeugen kann.

Endlich kümmert sich in der Ambulanz jemand um mich, endlich kann ich es durchsetzen, in der Warteschlange vorgezogen zu werden. Ich sehe heute noch die entsetzten Blicke der anderen Mütter vor mir, als mir der Kragen platzt und ich laut und deutlich (und nicht hinter vorgehaltener Hand) sage: »Aber ich habe ein totes Kind im Bauch, und ich werde ganz bestimmt nicht warten, bis ich dran bin.«

Also noch einmal Sono. Wozu denn? – wüßte ich gern. Aber eigentlich kenne ich die Antwort: Man muß die Diagnose des einweisenden Arztes überprüfen – und zudem bringt es Geld. Also frage ich nicht. Schließlich ruft eine Schwester aus dem Kreißsaal an, wo ich denn sei? Mein Frauenarzt hatte mich telefonisch angekündigt. Also Formulare einpacken, Stempel drauf, Vermerk dazu, Mappe untern Arm, nächste Treppe.

Nun geht noch einmal die sinnlose Prozedur mit den Herztönen los, Name, Geburtstag, Krankenkasse, Allergien . . . ich gebe total nüchtern Auskunft; was geht's mich an?

Mein Blutdruck und Herzschlag sind völlig normal, so daß mich die Krankenschwester erstaunt fragt: »Haben Sie schon ein Beruhigungsmittel bekommen?« »Nein, das brauche ich nicht, ich bin ganz ruhig!« Das stimmt wirklich. Beim Zahnarzt wäre ich aufgeregter. Erstaunlich für jeden, auch für mich.

Einmal kommt eine Ärztin herein, schaut mich an, geht wieder hinaus. Nach kurzer Zeit kommt sie wieder und sagt ganz verblüfft: »Sie sind wirklich Frau Körner-Armbruster? Ich habe erwartet, hier eine völlig aufgelöste Frau vorzufinden!«

Seit ich die endgültige Diagnose kenne, bin ich eine Maschine. Beobachte, registriere, werte. Keine Gefühle, keine Tränen, kein Zittern.

Während der ganzen Zeit denke ich nur an Lutz und meinen Sohn bei Oma und Opa. Und jetzt kommt Lutz, viel früher, als ich ihn erwartet hatte. Er ist gerast wie ein Wilder. Bis jetzt dachte er noch an eine Frühgeburt, aber auf den ersten Blick sieht er, daß es *das* nicht sein kann.

»Tot«, sage ich nur – (So etwas kannte ich bisher nur aus Büchern!) und sehe in Sekunden sein Gesicht zu einer steinernen Maske erstarren. Die Schwester läßt uns taktvoll alleine.

Sprachlos schauen wir uns an. Nach langer Zeit stellt er die Frage, die noch lange präsent sein wird: »warum?« Noch lautet die Antwort: »wir wissen es nicht«. »Und jetzt?« »Jetzt muß es 'raus!«

Gerade erscheint eine Ärztin und redet von ›Geburt einleiten‹ und ähnlichen Dingen.

Das erste Mal verlasse ich mein Schneckenhaus. »Nein!« rufe ich, »nein, ich will einen Kaiserschnitt. Das ist nicht mein erstes Kind. Ich weiß, was auf mich zukommt. Ich kann diese Schmerzen nicht für umsonst, nicht für ein totes Kind aushalten.«

Aber hier steht nur das Risiko der Operation im Vordergrund. Und die Ärztin, selbst schwanger und deutlich unter der Situation leidend, macht uns klar, daß ein Kaiserschnitt nur dann gemacht wird, wenn es gilt, das Leben von Mutter oder Kind zu retten. Und hier ginge es nur noch um mein Leben, da das Ungeborene nicht mehr zu retten sei. Und mein Leben sei nicht gefährdet, also auch kein Kaiserschnitt.

Lutz sieht das ein, ich stelle mich quer. Nach längerem Hin und Her schicken sie uns zum Spazierengehen.

Und draußen im Park kommen die ersten Tränen, flattern die Nerven. Ich will nicht. Ich sehne mich nach Narkose, nach Flucht, nach kurzfristigem Vergessen.

Aber Lutz bittet mich um Vernunft. »Du mußt jetzt an dich, an mich und an Bastian denken. Wir brauchen dich! Das kriegen wir alles hin. Aber was ist, wenn dir auch noch etwas passiert? Du darfst uns nicht allein lassen. Du darfst nicht sterben. Wir lieben dich. Bitte höre auf die Ärztin. Ich bleibe da, ich helfe dir, so gut ich kann. Es gibt keine andere Möglichkeit.« Langsam gebe ich nach, und wir gehen wieder hinein.

Ich fühle mich wie eine Kuh vor dem Schlachthaus. In mir zieht und schiebt etwas in zwei verschiedene Richtungen.

Die Ärztin kommt wieder. »Na, haben Sie es sich überlegt?« (Sie hat mir vorher erklärt, falls ich mich gegen die Gepflogenheiten des Hauses entscheiden würde, stünde es mir frei, eine Klinik zu suchen, die bei mir einen Kaiserschnitt durchführte.)

»Ja, aber ich will auf jeden Fall schmerzstillende Medikamente, keinen P-Block, aber auch keine ›natürliche Geburt‹, das halte ich nicht aus.«

»Aber ja, Sie bestimmen, wann und was Sie bekommen.«

Noch einige Unterschriften, und ich bin als »Fall« offiziell aufgenommen.

Nun nimmt uns eine Hebamme in Empfang und führt uns in ein separates Zimmer, ein Bett für die Mutter, ein Lehnstuhl für den Vater, ein Wehenschreiber – für wen?

Aber immerhin bin ich nicht im Kreißsaal, nicht in der Gefahr, ›verstärkte‹ Herzschläge, erste Schreie, freudige Glückwünsche neben mir ertragen zu müssen. Und aus dem Fenster der Blick aufs Neugeborenenzimmer, in dem Bastian damals lag. Leider bot mir *mein* Zimmer keinen erfreulichen Anblick. Keine hübschen Vorhänge, keine Bilder – nur Grau und Chrom.

Mein Mann geht nach Hause, um nach unserem Sohn zu sehen und unsere Eltern zu informieren.

Der Zufall will es, daß sich an diesem Nachmittag meine Eltern und Schwiegereltern zu einem Kaffeeklatsch treffen – und so wird daraus eine Art Totenwache. Doch alle nehmen sich zusammen, so gut es ihnen möglich ist. Denn Bastian soll nichts merken, soll alles durch uns Eltern erfahren.

Wochen später glaube ich nicht mehr daran, daß ihnen das Schauspiel gelungen ist, sein kleines Herz hat sicher etwas geahnt.

Immer wieder kreisen meine Gedanken um Bastian, was werden wir ihm sagen? Vor allem *wie*? Wie wird er es aufnehmen? Wieviel begreifen?

Haben wir doch erst gestern nachmittag seine Babyspielsachen aus dem Keller geholt. Er durfte alles waschen, ausprobieren und hat es liebevoll in ein Körbchen gelegt. Seine Vorbereitung aufs Baby: sollte es sein. Und nun war alles umsonst.

Wie nimmt er das auf, wie verarbeitet er seine Pläne und Hoffnungen? Armer Liebling!

Noch nie habe ich die moralische Verantwortung unserem Kind gegenüber so deutlich gespürt wie jetzt.

Noch nie war ich so hilflos und unsicher. Und so sehr im Zugzwang. Beim Schach gibt es die Rochade – im Leben oftmals nicht. Schnell, gut und sicher müssen meine Entscheidungen, muß mein Verhalten sein.

Es gibt kein Hinausschieben, morgen müssen wir unserem Sohn gegenübertreten, ihm die Wahrheit sagen, eine gigantische, wunderschön schillernde Seifenblase platzen lassen. Nun kommt es auf uns an, sie nicht brutal zu sprengen, sondern langsam die Luft entweichen zu lassen. Mit Netz und doppeltem Boden, um das kleine Kerlchen aufzufangen. Aber wie?

Dafür gibt es kein Handbuch, keine Richtlinien, nichts. Also weg mit Vernunft und Verstand, sie haben hier nichts zu suchen. Nur Gefühle und Herz sind gefragt. Sie sind der einzig richtige Weg.

Wie groß ist Mutterliebe, daß ich um ihn mehr weine als um mich!?

Die Zeit bis zur Geburt

Nun kommt eine Schwester mit der Wehenspritze, die sie mir wortlos injiziert. Sie hat das Zimmer noch nicht verlassen, als mit voller Kraft die erste Wehe schon einsetzt. Es ist genau zwölf Uhr mittags. Die Zeit läuft. Für wen? Gegen wen? So hatte ich es mir nicht vorgestellt. Ich hatte mit normalen Geburtswehen gerechnet – große Abstände, schwache Wehen, eine langsame Steigerung. Eben wie bei einer gewöhnlichen Geburt, zum Üben, Einfinden. Ich bin verblüfft, habe auch etwas Angst. Auf jeden Fall nehme ich nach diesem Beginn an, daß in drei Stunden alles vorbei ist.

Sicher ist nur, ich will nicht alleine sein, solange Lutz weg ist.

Eine verängstigte junge Lernschwester soll bei mir bleiben. Und nun geschieht etwas Eigenartiges: wie immer in Streßsituationen bin ich stark. Und anstatt heulend und schlotternd im Bett zu sitzen, bringe ich es fertig, sie zu trösten, habe Verständnis für das arme junge Mädchen, das so etwas noch nie erlebt hat. Sie hat erst ein paar normale Geburten mitgemacht, und dabei noch kein bißchen Routine entwickeln können. Und dann so etwas. Mühsam hält sie durch bis zum Schichtwechsel und verläßt dann sichtbar erleichtert das Zimmer. Die Trostlosigkeit schleicht ihr nach. Sie wird ihren freien Mittag nicht genießen können.

Eine Zeitlang bin ich nun alleine im Zimmer, bis Lutz wieder kommt. Was geht in mir vor? Nichts, so unglaublich es klingt. Ich liege nur da und achte auf die Reaktionen meines Körpers.

Ich zähle die Wehen und versuche, in das hineinzufinden, was ich gelernt habe: die Wehe nicht mit einem »Nein« zu beginnen, weil es schmerzt, sondern mit einem »Ja«, weil der Schmerz mich dem ersehnten Augenblick näherbringt. Bei Bastian hatte das wunderbar geklappt. Aber heute? Ich will das Ziel doch gar nicht. Ich weiß, daß es keine Belohnung durch einen Augen-Blick geben wird.

Ich wünsche mir eine 100 kg schwere, erfahrene Hebamme, die mich versteht, auffängt und leitet. Aber die gibt es hier nicht. Ein Jahr später lerne ich sie kennen. Zu spät für dieses Kind.

Nach zwei Stunden sind die Wehen tatsächlich schon so stark, daß ich nach einer Spritze verlange. Der Anästhesist, ein älterer Herr, den ich von anderen Klinikaufenthalten her kenne und der in seiner freien Zeit oft zu »Problemfällen« geht und sich herzlichst um sie kümmert. Er ist von allen Menschen – und es kommen im Lauf der Stunden viele – der einzige, der wirklich die richtigen Worte findet und nicht um den heißen Brei herumredet.

Er tut mir gut, bringt nicht nur Information, streichelt meine Wangen, hält meine Hände, sitzt auf meinem Bett, liest in meinem Gesicht. Er frägt auch nach Bastian, zusammen machen wir uns Gedanken um das kleine Männlein. Ich erzähle ihm von meinen Vorahnungen, daß ich dadurch gewarnt war und deshalb jetzt nicht hysterisch bin.

Und: er leugnet es nicht, er versteht, er glaubt. Er erzählt, daß er sich in seiner Freizeit mit Menschen beschäftigt, die klinisch bereits tot waren. Daß diese Erfahrungen seine Einstellung zum Leben und zum Tod stark beeinflußt haben.

Ich bitte ihn, bei mir zu bleiben, sofern es ihm möglich ist, und er kommt meinem Wunsch nach. Ich hätte ihn wohl gar nicht danach fragen müssen. Nur wenn ihn der Europiepser ruft, bin ich allein.

Das CTG zeigt häufige und starke Wehen, doch der Muttermund öffnet sich unter der psychischen Anspannung nur langsam.

Die Schmerzmittel sind widerlich. Sie rufen alle Symptome der Hyperventilation hervor. Wenn die Wirkung nachläßt, bitte ich um neue Medikamente. Es ist nicht abzusehen, bis wann mit der Geburt zu rechnen ist, und so geht mein Mann schweren Herzens nach Hause, um mit Bastian noch etwas zu spielen und ihn ins Bett zu bringen. Ohne Lutz erscheint mir die Situation noch viel auswegloser, aber ich denke an unseren Jungen, für ihn ist es besser so.

Alleine im Zimmer halte ich es nicht aus, und so rufe ich nach einer Schwester, die bei mir sitzen soll. Es würde ansonsten doppeltes Allein-Sein bedeuten. Denn dieses tote Kind in mir, mit dem ich gelebt habe, das ich in meinen Tagesablauf und in meine Gedanken schon so lange eingeschlossen hatte, das ich eigentlich schon kannte, das immer mit mir ging, dieses Kind reagiert nicht mehr auf mich, und das ist: Wahnsinn. Trotz unserer noch vorhandenen körperlichen Zweisamkeit hat das Gefühl der Einsamkeit jetzt schon begonnen.

Jede Mutter, die ein Kind geboren hat, kennt diese ersten Minuten, wenn der Bauch leer und man selbst nach neun Monaten wieder »alleine« ist. Ich bin es jetzt und bin es doch nicht. Körper, Seele und Geist kommen sich sehr schnell in die Quere. Beide melden etwas anderes, nichts paßt zum anderen, also: Chaos.

Um neun Uhr abends kommt Lutz wieder. Der Muttermund ist erst fünf Zentimeter geöffnet. Also: warten.

In all den Stunden lassen wir uns kaum los, sprechen über Belangloses und Weltbewegendes, nur nicht über das »Nachher«. In den schmerzfreien Phasen kommt es mir vor, als befände ich mich in einem sehr schlechten Film. Manchmal meine ich, ich bräuchte nur aufzustehen und heimzugehen – und alles wäre vergessen.

Obwohl wir bestimmt 200mal »warum?« gestammelt haben, gerate ich nicht außer Kontrolle. Ich liege mit mir selbst im Bett und wundere mich: Warum schreit diese Frau nicht hysterisch? Tobt nicht? Rauft sich nicht die Haare? Ist sie empfindungslos? Liebt sie ihr Kind nicht? Hat sie sich nicht gefreut? Doch, aber der Mensch ist aufs Weiterleben um jeden Preis »programmiert«, und so setzen wohl Mechanismen ein, die man nur schwer nachvollziehen kann.

So gebe ich vernünftige Antworten, unterhalte mich mit dem Klinikpersonal und warte. Eigentlich nicht einmal das. Ich bin weit weg von mir in einem luft- und zeitlosen Raum, einzig die Wärme meines Partners erinnert mich an die Gegenwart. Nur wenn ich das CTG anschaue und mir die fehlenden Herztöne das Ohr zerreißen, fange ich wieder an, leise vor mich hin zu weinen. In den schmerzfreien Phasen wird die Situation noch unwirklicher. Ich sehe die Grafik des Wehenschreibers und weiß, eigentlich müßte es jetzt sehr weh tun. Dieses Nichtempfinden eines vorhandenen Schmerzes verstärkt das Schizophrene meiner Lage. Zwischendurch denke ich: »Vielleicht bin ich schon tot? Vielleicht ist ein Teil von mir schon gestorben?«

Ich gebe offen und ehrlich zu, daß es Momente gibt, in denen ich mir wünsche: »Wenn das Baby da ist, möchte ich sterben.« Ich bin achtundzwanzig, und es ist das erste Mal, daß ich solch einen Gedanken habe. Ich erschrecke über mich selbst und weise mich wieder in die Schranken. Ich brauche teilweise mehr Kraft, diesen Wunsch zu verbannen, als durch die Wehen zu kommen. Ich bin hart zu mir selbst und schreie in mich hinein: »Du bist ein erbärmlicher Feigling! Du willst davonlaufen, dich selbst aufgeben, deine Familie im Stich lassen?«

So vergeht diese Phase, aber ich denke weiterhin nur bis zur nächsten Wehe, nicht bis zur Geburt. Ich ahne, daß das Danach noch viel schrecklicher wird, als ich es mir vorstellen kann. Ich weiß nicht, woher ich die Kraft dazu nehmen soll.

Ich ahne ebenfalls, daß ich fast ausschließlich auf mich alleine gestellt sein werde, daß mir niemand helfen kann. Dies alles schiebe ich weit weg. Aber das ist falsch. Dadurch verkrampfe ich mich immer mehr und es verzögert die Entbindung.

Nun kommen schlimme Minuten. Durch die Wehentätigkeit wird das Baby in die Geburtslage gedreht, ich fühle es, als ob es sich selbst bewegen würde, was natürlich die wahnsinnige Hoffnung auf ein Wunder aufleben läßt. Aber nichts geschieht.

Seit ich die Diagnose kenne, habe ich meinen Bauch, auf den ich so stolz war, den ich so liebte, nicht mehr angeschaut oder berührt. Ich wage mich nicht unter der Decke hervor. Mir kommt es vor, als hätte ich Malaria, Beulenpest, Lepra und was man sich noch sonst Fürchterliches vorstellen kann. (Es dauert beinahe ein halbes Jahr, bis ich beim Duschen wieder an mir hinuntersehe, ich tu' es einfach nie, zwischen Brust und Schenkeln gibt es nichts. Wahrscheinlich fällt jeder Bissen, den ich schlucke, ins Leere!)

Um halb zwölf Uhr nachts, letzte Untersuchung und Diagnose: das wird vor morgen früh nichts mehr. Nun kann ich nicht mehr. Ich sehe meinen Mann, der auch am Ende seiner psychischen und physischen Kräfte steht, beschließe und fordere: »Fruchtblase sprengen«. Erstaunlicherweise geht der Arzt darauf ein. Ich begreife, daß ich selbst etwas dazu tun muß. Und so nehme ich alle Kraft zusammen und versuche positiv eingestellt zu sein, rufe beim Ausatmen ein lautes »Ja« – und es hilft tatsächlich. Letztendlich habe ich auch Angst, dieses tote Wesen in mir könnte meiner Gesundheit Schaden zufügen, also muß es einfach heraus.

Nach kurzer Zeit muß mein Mann losrennen, um die Hebamme zu suchen. Denn nun geht es tatsächlich los. Aber man glaubt mir meine Preßwehen erst, als ich die Decke wegreiße und das Köpfchen zu sehen ist.

Und nun passiert etwas Makabres: Mein Körper spielt »normale Geburt«. Sind Hormone daran schuld? Der Wunsch, dieses Kind herauszupressen, um mich selbst nicht zu gefährden, ist so stark, daß ich für wenige Minuten alles vergesse und nur noch eine gebärende Mutter bin.

Unter normalen Geburtsschmerzen, weil die Spritze nicht mehr wirkt, ist nach zwei Preßwehen ganz einfach und leicht das Baby da.

In diesem Moment hört für mich kurzfristig die Welt auf zu existieren, denn das Wunder, auf das ich immer noch gehofft hatte, ist doch nicht eingetreten.

Diese Leere in mir und um mich herum wird noch viele Wochen anhalten.

Nach der Geburt

Zwölf Stunden habe ich mir die Entscheidung offengehalten, ob ich unser Kind sehen möchte oder nicht. Als es dann endlich da ist, stelle ich die »normale« Frage nach dem Geschlecht – und tatsächlich, es ist unsere Wunschtochter. Dann kommt die zweite, bange Frage: Hat sie Mißbildungen? Nein. Und nun ist mir völlig klar, ich will sie haben, sehen, fühlen, riechen.

Für ein paar Minuten sind wir alleine. Alle Ärzte und die Hebamme gehen mit dem Baby hinaus, auch sie sind völlig fertig und können die schlimme Situation kaum aushalten. Ihre Sprachlosigkeit ist einerseits verständlich, andererseits hätten wir uns irgendeine Hilfe doch gewünscht.

Unser Kind wird gewaschen, gemessen, gewogen (!!!) und dann, in ein Handtuch gewickelt, hereingebracht, wie alle anderen Babies auch.

In diesen wenigen Minuten dazwischen halten wir uns ganz fest umarmt, schluchzen, stammeln, keinen kompletten Satz kriegen wir hin. Nun ist es unumstößlich. Die Einsamkeit und der Schmerz erdrücken uns wie ein großer Felsbrocken. Vorbei, vorbei! Aber wir fühlen uns so nahe wie selten zuvor. In diesen Sekunden ist mir klar, daß wir fest zueinander halten werden, daß uns nichts mehr trennen kann.

Die Schwester steht vor dem Bett, zeigt uns mit einer hilflosen, unsicheren Gebärde das kleine Bündel (haben sie draußen geknobelt, wer herein muß?). Oben aus dem Handtuchpaket schaut der kleine Kopf heraus, ein rosiges, schlafendes Gesichtchen. Nach wenigen Sekunden wendet sie sich zitternd ab und will zur Tür.

Nein! Jetzt bin ich endgültig wieder Mutter geworden. Ich weiß nicht, woher ich Kraft und Wille habe, zu sagen: ich möchte es haben. Ungläubig starrt sie mich an, legt es mir aber doch in die Arme und verläßt fluchtartig das Zimmer.

Ich habe sie bei mir! Wir drei sind ganz alleine. Lutz kann nicht mehr. Er kann sie nur kurz anschauen, geht zum Fenster, schaut hinaus in die Nacht. (Später erzählt er mir, er konnte es nicht ertragen, daß ich dieses tote Kind so innig im Arm gehalten habe, so wie damals ihren Bruder. Trügerische Idylle, nur eben der Unterschied . . .)

Anders als bei Bastian ist es kein Begrüßen, Erkennen, Entdecken. Kein »Hallo, so siehst du aus!« Keine stummen Versprechen einer Mutter an ihr Kind. Keine rosaroten Pläne. Es ist das Bewußtsein, daß ich mir alles genau einprägen muß, damit ich ihr Gesicht . . . nie vergessen werde. Daß dieses »Guten Tag« ein Abschied für immer ist. Nur diese kurze Zeit gehört uns. »Sie fühlt sich überhaupt nicht tot an«, denke ich und frage mich gleichzeitig, was ich wohl erwartet hatte. Daß sie besonders leicht oder besonders schwer sein müßte. Aber sie fühlt sich nur nach 1700 Gramm an, nicht mehr und nicht weniger. Jetzt erst hätte sie angefangen, ihren »Geburtsspeck« anzusetzen. Diese Zeit hatte sie nicht mehr und so gleicht sie einer Babypuppe.

Und so streichle ich unser ach so kleines Mädchen, betrachte alles eingehend. Ich wickle sie vorsichtig (warum eigentlich?) aus dem Handtuch aus, um den kleinen Körper anschauen zu können, nicht nur das zarte, schmale Gesichtchen. Ein schmales Köpfchen, kleine Bäckchen, feine Augenbrauen, lange Wimpern, dunkle Haare, ein süßer kleiner Schmollmund.

Ich sehe zwei tiefe, spiralförmige Einkerbungen an der rechten Wade, und mir ist alles klar: die Nabelschnur! Deshalb hat sie so wild gestrampelt, sie wollte sich befreien, hat um ihr Leben gekämpft! Ich streiche darüber, als ob ich es ungeschehen machen kann, als ob ich *so* nachträglich ihren Schmerz lindern kann. (Als ich es später dem Arzt zeige und ihn nach der Bestätigung meiner Beobachtung frage, würgt er nur heraus: »Da kann ich nichts sagen, ich habe es nicht gesehen.« (Feigling!) Aber im Mutterpaß steht dann ganz lapidar: »Todesursache: Nabelschnurumschlingung«.)

Das erste Mal in meinem Leben sehe ich einen toten Menschen – ausgerechnet unser Baby. Ich kann es nicht glauben. Noch warm von meinem Körper und ganz weich und samtig liegt sie da – schlafend. Den Mund leicht geöffnet. So süß und friedlich. Ich hebe ihr die Lider an, um wenigstens ein einziges Mal ihre Augen sehen zu können. Jede kleine Einzelheit präge ich mir ein.

Ich stecke meinen Zeigefinger in ihr Händchen und schließe ihre Finger darum. Ein Mal ihre Hand fühlen, als ob . . . Ihr rechtes Ohrläppchen ist umgeknickt, so wie damals bei Bastian (und später auch bei Hannah), und leicht schmunzelnd biege ich es zurecht. Das Netteste ist doch die kleine Schmollschnute!

Merkwürdig: ich kann sie nicht stören und flüstere dennoch. Sie kann nicht frieren, und dennoch lege ich sie zu mir unter die Decke, ganz dicht an meinen Körper. Das sind Verhaltensweisen, die eine Mutter wohl nicht ablegen kann.

Über eine halbe Stunde habe ich sie bei mir, ehe sie von der Schwester wieder abgeholt wird – viel zu früh, man kann sieben Monate gemeinsamen Lebens nicht einfach einwickeln und wegnehmen. Ich kann ihr nur noch »Auf Wiedersehen, mein Liebes« zuflüstern. Doch bis dahin ist es noch weit.

Zum ersten Mal in meinem Leben begreife ich die wahre und volle Bedeutung der Worte »für immer«.

Eine halbe Stunde Innigkeit gehört nun Lutz und mir, uns ganz alleine, nie wird sie uns jemand nehmen, nie werde ich sie vergessen. Diese Zeit bedeutet und bindet mehr als die halbe Stunde der Trauungszeremonie.

Dann geht Lutz nach Hause. Ich selbst muß noch die üblichen zwei Stunden zur Überwachung liegen bleiben und sinke in einen abgrundtiefen Schlaf. Die vielen Medikamente wirken. Im Hinterkopf ›steht‹ meine Familie mit ausgestreckten Armen, dies allein verdrängt den Wunsch, ewig zu schlafen.

Nun bekommt dieser denkwürdige Tag noch einen passenden Abschluß – manchmal geht auch absolut alles schief! Wir bleiben im Aufzug stecken, nachts um halb drei, ausgerechnet ich – ich konnte Aufzüge noch nie leiden. Und so sitze ich in meinem Bett, die Nerven versagen, und ich fülle nacheinander drei Nierenschälchen. Das Erbrochene riecht nach den Medikamenten der letzten zwölf Stunden.

Ich werde auf eine normale Station verlegt – Gott sei Dank nicht die Entbindungsstation – und bleibe dort bis nach dem Mittagessen. Erstaunlicherweise widerspricht niemand, als ich verkünde, ich würde nach der Mittagsruhe gehen. Die vorgeschriebenen zwölf Stunden nach der Geburt sind verstrichen. Körperlich bin ich in Ordnung. Blutdruck und Blutungen sind normal, Dammschnitt gab es keinen, und diese aufgerissene Wunde in meinem Inneren kann man nicht nähen. Während dieser Zeit habe ich zwei Beschäftigungen: Löcher in die Luft starren und heulen. Die Krankenschwestern haben nur eine: schweigen.

Lediglich der Anästhesist und die Klinikseelsorgerin spazieren mit mir durch die Gänge. Ich bekomme auch eine Liste mit Kontaktgruppen von verwaisten Eltern. Aber leider sind alle zu weit weg, nie mache ich Gebrauch davon. (Erst drei Jahre später lese ich in der Lokalzeitung, daß es im Raum Tübingen solch eine Selbsthilfegruppe gibt. Aber ich brauche ihre Hilfe nicht mehr. Und selbst kann ich dort keine Hilfe anbieten, denn sie hatten alle *lebende Kinder*, und da kann *ich* nicht mitreden.)

Diese Schweige-Situation ist zum Eingewöhnen, denn so wird es »draußen« auch sein – die wenigsten wissen, was sie mit mir reden sollen.

Dann kommen meine Männer. Lutz hatte die schwere Aufgabe, Bastian vom Tod seiner Schwester zu erzählen. Nicht ganz einfach, hat er dieses Wort ›Tod‹ zuvor doch noch nie bewußt gehört.

Ich habe mich vorbereitet auf den Augenblick, in dem die Tür aufgeht, bin gewillt, mich zusammenzunehmen, es ihm leicht zu machen. Ich habe mir viele Worte, Begriffe, Erklärungen zurechtgelegt, und habe doch keine Ahnung, wann und wie ich sie benutzen soll. Dann kommen sie herein, ich kriege ein schiefes Lächeln zustande. Leise, tastend und fragend sage ich seinen Namen.

Da rennt er auf mich zu, wirft sich in meine Arme: »O meine allerliebste Mami, ich bin ja auch so traurig. Du darfst ruhig weinen, ich tröste dich!« Und das tu' ich auch. Diese Begrüßung hatte ich im Traum nicht erwartet, dieses Einfühlungsvermögen eines dreijährigen Kindes – unfaßbar! Und so klammern wir uns alle drei aneinander und weinen zusammen. Immer wieder streicht Bastian über meine Haare: »Ich tröste dich, Mama!« Eigentlich wollte *ich* diese Worte sprechen!

Ich muß ihn hundertmal küssen und drücken und mag ihn nie wieder los lassen. Mein Gott, denke ich, bitte nicht auch noch dieses Kind. Laß mir wenigstens ihn. Ich bete noch? Ich dachte heute Nacht, ich könnte es nie wieder!

Dann löst sich Bastian aus der Dreierumarmung und sagt klar und bestimmt: »So, und jetzt gehn wir ganz schnell hier raus.« Lutz trägt meine Tasche, Bastian nimmt meine Hand, und ohne einen Blick zurück verlassen wir die Klinik.

Draußen im Auto sagt Bastian vorläufig nur zwei Dinge: »Beim nächsten Baby helfe ich dem Papa aber, dann klappt es bestimmt« und »Mami, du bist jetzt aber eine ganz neue Mami!« Und ich weiß, er meint nicht nur die neue / alte Figur. Sein kleines Herz ist so groß und offen, er spürt wohl alles, was brauche *ich* ihm noch zu erklären?

Wie sagte eine Schwester gestern zu mir? »Ach was, das merkt der doch gar nicht richtig, Kinder verstehen so was noch nicht.«

Die Fahrt nach Hause verläuft schweigend. Das erste Mal seit drei Jahren, daß unser Sohn im Auto nicht plappert.

Die selbe Stadt wie gestern. Für mich nicht. Meine Gedanken von gestern scheinen Jahrhunderte alt. Alles sieht so anders und fremd aus, weil ich mir fremd geworden bin. Ist es wirklich erst 24 Stunden her? Unser Dorf. Hoffentlich begegnen wir keinen Bekannten. Die Straßen und Wege sehen ganz anders aus, ich nehme alles wahr, wie an jenem Tag, als ich das erste Mal durchs Dorf fuhr.

Der Weg zum Haus. Die Tür. Unsere bis jetzt so behüteten vier Wände, nun habe ich Angst, nun erdrücken sie mich, nun kommen die Erinnerungen, jetzt ist wieder Gestern. Und dieses Gestern ist im Augenblick so weit weg wie die Steinzeit. Auch ich bin aus Stein.

Nach fünf Minuten stehe ich immer noch am selben Fleck. Da ergreift wieder unser Kleiner / Großer die Initiative: »Mama, ich glaub, du gehst jetzt ins Bett und schläfst ein bißchen.« Woher weiß er, daß ich genau das brauche? Daß ich meine Unfähigkeit, irgend etwas zu tun, bloß noch hinter dem Schlaf verstecken will? Lutz bringt mir unsere Katze. Sie ist trächtig, lauscht immer wieder an meinem Bauch, schaut mich fragend an, lauscht wieder. Begreift wohl instinktiv, daß hier etwas geschehen ist. Sie legt sich zu mir auf den Bauch, was sie schon lange nicht mehr getan hat und leckt meinen Bauch. Zu lieb! Will sie mich trösten, meinen Schmerz weglecken, wie bei einem Dorn in der Pfote? Auf jeden Fall tut sie mir gut, ist ein Ersatz auf meinem leeren Bauch, und so weine ich mich in den Schlaf.

Wieder zu Hause

Auf dem Friedhof

Am Tag nach Lindas Geburt (oder Lindas Tod?) erledigen wir die Bestattungsformalitäten. Endlich ist da jemand, der weiß, mit dem Tod und den trauernden Lebenden umzugehen. Kein schwarzer Schleiflack, sondern nordische Fichte, ohne falsches Pathos, ohne quälende Neugier. Wir kannten diese Situation nur aus Spielfilmen und waren angenehm überrascht, daß es im »richtigen Leben« zum Glück anders ist. So eigenartig es klingt, die Prozedur war beinahe wohltuend.

Die wenigen Tage bis zur Beerdigung sprechen wir nächtelang über den Tod und unser Weiterleben. Langsam wachsen aus der Sprachlosigkeit wieder Worte. Wie werden wir Eltern damit fertig, wie helfen wir unserem Sohn? Viele Worte, nur für uns gesprochen, Gedanken und Gefühle, die unsere Ehe noch mehr festigen, die nur uns alleine gehören.

So beschließen wir irgendwann, doch alleine, ohne Kind und Familie hinzugehen. In bunten Kleidern und ohne Blumen. Es war eine Kraftprobe ohnegleichen. Eigentlich ging es nur darum, so lange durchzuhalten, bis der Friedhofsangestellte nach einer Schweigeminute das Grab verlassen hatte.

Ein letzter gemeinsamer Weg, das erste und einzige Mal, daß Lutz seine Tochter getragen hat – als rollenden Körper in einem weißen winzigen Sarg. Wer noch nie einen Kindersarg gesehen hat, kann sich nicht vorstellen, wie klein er wirklich ist. Ein kleines Loch in der Erde, zu dem man nicht Grube sagen kann, daneben viele kleine Kreuze, die an andere Eltern und deren Tränen erinnern.

Zwei verzweifelt weinende Menschen vor einem doch endlos tiefen Loch. Es gibt keine Worte dafür (wie bei jeder Beerdigung). Irgendwann gehen wir weg, lassen das offene Grab zurück. Es sieht aus wie ein großer, schreiender Mund.

Um die Besuche auf dem Friedhof nicht jedes Mal zu einer quälenden Tortur werden zu lassen, versuchen wir, das kleine Grab nicht als den »Aufenthaltsort« unserer Tochter zu sehen, sondern als einen Verbindungs- und Kommunikationsort zwischen ihr und uns.

Daß dort unten ein kleiner Körper liegt, muß aus unseren Gedanken verbannt werden. Bastian haben wir nicht gesagt, *was* dort unter der Erde liegt. Denn dafür ist das menschliche Denken zu sehr ans Leben und Dasein und an Äußerlichkeiten gebunden, als daß wir uns problemlos davon befreien könnten, was mit dem Körper da unten geschieht.

Wenn wir, und vor allem Bastian, das Bedürfnis haben, etwas für Linda zu tun (ich weiß, es klingt eigenartig), dann gehen wir einfach hin, mit Blumen, Spielsachen, Bildern, Kuchen ... Das Grab ist für uns der Kinderzimmerersatz.

Wenn Bastian den Wunsch geäußert hat: »Gehn wir mal wieder zu Linda?« (welch eine Formulierung!), dann war und ist auch er in verschiedenen Stimmungen. Manchmal rennt er beinahe fröhlich hin, legt seine gebastelten Geschenke zwischen die Blumen, erzählt ihr von seinen Erlebnissen, winkt zu den Wolken hoch und schreit: »Tschüß Linda, ich geh jetzt wieder heim!« (Bei Nebel tut er das nie, da sieht sie es ja nicht!)

Dann aber wieder steht er ganz verloren da, sucht meine Hand und sagt: »Nicht wahr Mami, wir dürfen immer noch traurig sein?«

Oder er beschließt kurzfristig: »Ich bleib im Auto, leg du ihr das mal hin. Aber sag auch 'nen Gruß von mir.«

Er muß seine Gefühle deutlich machen, nicht nur durch Worte, durch Taten. So kaufte er für seinen ersten Besuch am Grab eine Babyrassel, die er an einer rosa Schleife über das Kreuz hängte. (Übrigens kaufte er zwei Jahre später für seine Schwester Hannah die selbe.)

Er geht auch nie ohne Hacke und Schaufel, findet immer etwas zu arbeiten, manchmal auch an anderen Gräbern. Begründung: »Damit sich die anderen Kinder auch freuen, das sind doch jetzt Lindas Freunde.« Er denkt auch an die anderen Familien. »Nicht wahr, die sind alle genauso traurig wie wir. Überall auf der Welt gibt es gestorbene Leute.«

Immer wieder treffe ich in der »Kinderabteilung« andere Eltern, ein Blick von Mutter zu Mutter sagt da unendlich viel. Am Schlimmsten ist es am Heiligabend, wenn alle Tannenzweige und Weihnachtsschmuck zu ihren Kindern tragen. Der Zwiespalt: Für wen? Für das gestorbene Kind? Für mich? Für die Geschwister? Sieht es mich jetzt? Und spätestens dann kommt doch wieder der Koller.

Eines ist uns jedenfalls heute schon klar: wenn die vorgegebenen sechs Jahre abgelaufen sind, wollen wir – sofern das »verwaltungstechnisch« möglich ist – dieses Grab kaufen. Unvorstellbar, dieses einzige, letzte und vor allem sichtbare Zeichen auch noch zu verlieren!

Warum erscheint uns der Tod eines Kindes schrecklicher als der eines Erwachsenen?

Weil ein Kind so klein, zerbrechlich und hilflos ist?
Weil wir die Verantwortung übernommen haben?
Weil sich unsere Hoffnungen und Pläne nicht erfüllt haben?
Weil das Kind all sein Vertrauen in uns gesetzt hat?
Weil wir es nicht beschützen konnten?

Weil wir uns als Versager fühlen?
Weil wir bei uns die Schuld für seinen Tod suchen?

Falls eine oder mehrere Antworten zutreffen, müssen wir uns dann nicht ganz andere Fragen stellen? Sind wir wirklich so unfehlbar, so stark, wie wir glauben? Meinen oder wünschen wir, so viel Macht zu haben? Sind wir nicht eine Spur zu selbstherrlich?

Warum lesen wir so oft in Todesanzeigen: »Er ... ist zu früh von uns gegangen«?

Warum können wir den Zeitpunkt nicht als gegeben, als bestimmt hinnehmen?

Warum setzen wir den Tod ans Ende eines »erfüllten« Lebens?

Woher nehmen wir uns das Recht, das Maß der Erfüllung zu beurteilen?

Wenn wir schon so denken, dann sollten wir vielleicht lernen zu erkennen, daß ein kleines Kind, ein zehnjähriges Mädchen, ein zwanzigjähriger Mann, eine junge Mutter, ein Mann in den sogenannten besten Jahren, daß sie alle die für sie bestimmten Erfahrungen bereits gemacht haben.

Zeugung, Wachstum, Geburt, das alles findet ohne unser direktes Zutun und Können statt. Ist es nicht Wunder genug, ein gesundes Kind ohne Komplikationen zur Welt zu bringen? Nachdem dies alles nicht in unserer Macht stand und steht, wollen wir plötzlich über sein Da-Sein und Da-Bleiben bestimmen? Je länger ich darüber nachdenke, desto deutlicher wird mir die Gefahr bewußt, unsere Kinder als unseren »Besitz« anzusehen. Daß wir unsere Elternrolle übertreiben, daß wir über allen Rechten und Pflichten vergessen, daß unsere Kinder freie Menschen sind. Und zwar in jeder Bedeutung des Wortes. Im Religionsunterricht habe ich vor vielen Jahren gelernt: »Der Mensch ist frei, zu kommen und zu gehen.« Habe ich den Satz erst heute richtig verstanden? Heißt das nicht, daß dieser Schritt uns weniger freisteht, sondern daß wir vielmehr von der Entscheidung freigestellt sind?

Nach all diesen Gedanken sagt mein Kopf: »Nein, der Tod eines Kindes ist nicht schlimmer als der eines anderen Menschen«, aber mein Herz ist nicht ganz einverstanden.

Irgendwann bei unseren nächtelangen Gesprächen kommen wir auch zu der Frage: Was ist los mit unserer Gesellschaft? Wohin hat sie sich entwickelt? Warum nur sind wir unfähig, mit dem Tod und allem, was damit zusammenhängt, umzugehen?

Warum sagt niemand mehr: »Unsere Mutter ist tot?« Es gibt sehr viele Formulierungen für diesen einen Zustand: sanft entschlafen. Heimgekehrt. Gott hat ihn zu sich gerufen. Er hat sein Leben ausgehaucht. Dahingegangen. Die letzte Ruhe gefunden. Uns für immer verlassen. Sind das nur belanglose Redewendungen? Oder ist das der Anfang unserer Hilflosigkeit und Unsicherheit? Aber weshalb, wann hat dieser Rückschritt begonnen?

Früher behielt man die Verstorbenen im Haus, wusch und kleidete sie. Nachbarn, Freunde und Verwandte kamen ins Haus, um von den Toten Abschied zu nehmen und den Lebenden praktische und seelische Hilfe zu leisten. Der Tod war ein Teil des Lebens.

Und heute? Gesetze und Vorschriften nehmen uns die Verstorbenen weg, Bestattungsinstitute übernehmen die Funktion der Familie, jeder Handgriff ist in einer Gebührenordnung verschlüsselt, alles wird genauestens vorgeschrieben. Kopfkissen, Kleider, Blumen, Baumwolle, Batist, Seide, Rüschen, Musik – was ist angemessen, was ist Pietät, was ist für die Toten, was für die Lebenden? Auf jeden Fall ergibt das alles einen schwindelerregenden Preis.

Tod, Tote – ein Tabu? Soll der betriebene Kult unsere Trauer lindern? Oder gab es da einfach nur eine Marktlücke?

Seit die Medizin unser Leben in der Hand zu haben glaubt und es fast nach Belieben künstlich verlängern kann, scheinen wir zu vergessen, daß wir vom ersten Atemzug an auf den letzten zugehen. Alles, was uns daran erinnert, wird verdrängt, selbst die Entscheidung über das eigene Leben und Sterben steht uns nicht mehr frei. So wird uns das Leben *mit* dem Tod nahezu unmöglich gemacht.

Wir haben in unserer kleinen Familie die Chance wahrgenommen, bewußter mit diesem Gedanken zu leben. Und so steht er nicht als etwas Schreckliches, Außergewöhnliches mitten unter uns, sondern als etwas schrecklich Normales. So stellen diese traurigen Gedanken keine dauernde Verdunklung, sondern nur eine vorüberziehende Gewitterwolke dar.

Unsere Familie

Nun steht unsere kleine Familie vor der schweren Aufgabe, der Gefahr des Auseinanderbröckelns, der Isolation entgegenzutreten. Keiner darf sich hinter seiner Trauer verschanzen, keine Mauer darf gebaut werden. Das wird eine Belastungsprobe für uns alle.

Es gibt nur noch unsere Liebe, das tägliche Helfen, das Suchen und hoffentlich Finden. Festhalten, Weinen, Fragen. Und keine Antworten. Noch nicht? Nie?

An manchen Erlebnissen, Gedanken, Gefühlen aus dieser Zeit möchte ich andere und auch *Sie* teilhaben lassen, aber was mir zu intim erscheint, behalten wir für uns.

Vorwiegend kommt Bastian zur Sprache, und Sie werden hinterher verstehen, weshalb. Nicht weiter erwähnen werde ich von jetzt an die Großeltern. Ich möchte nur sagen: meine Eltern wollten mir gerne helfen und konnten es letztendlich *auch* nicht. Meine Schwiegereltern hatten selbst ein Baby verloren und wußten: da müssen die drei selbst durch. Aber ihnen allen von Herzen Dank für ihre Zuwendung und ihr Verständnis.

Wie es war, als mich meine zwei Männer aus der Klinik abholten, schilderte ich bereits. Die nächste Reaktion von Bastian war wunderbarerweise keine negative, verzweifelte, sondern eine positive, hoffnungsvolle: »Wenn der Papa dir noch mal ein Baby in den Bauch macht, helfe ich ihm dabei. Dann klappt es bestimmt!«

Einfach rührend, diese Zuversicht, daß alles weitergeht und er irgendwann doch noch das heißersehnte Geschwisterchen bekommt. Ebenso umwerfend, wie er seine Hilfe anbietet, sich beteiligt und nicht ausschließt: wir drei gehören zusammen!

Kurze Zeit später werden am Ostermontag unsere zwei Katerchen geboren. Obwohl wir auf jeden Fall eines davon weggeben wollten, sieht nun alles ganz anders aus. Die Beerdigung unseres Töchterchens in der Karwoche erfährt einen krassen Gegensatz durch diese Geburt in der Osterfreude. Und so sind wir weich wie Butter, sitzen total gerührt stundenlang vor den kleinen Fellbündeln und bringen es nicht fertig, der Katzenmutter eines ihrer Kinder wegzunehmen.

Ein kleiner Ersatz für unseren Verlust, oft haben wir Tränen in den Augen. Und ich habe auch Neid im Herzen.

Vor allem Bastian kompensiert jetzt seine Enttäuschung. Er ist sehr lieb und vorsichtig mit den Kätzchen – hat aber auch immer wieder einen nachdenklichen Blick. Daß wir ihn richtig interpretieren, bestätigt folgende Äußerung: »Mami, das nächste Mal kriegst du auch

Zwillinge, und wenn dann wieder eins tot ist, bleibt wenigstens noch eins übrig!«

Überall ein Fünkchen Hoffnung. Ohne sie kann keiner leben. Und trotzdem sind wir erstaunt, woher sie kommt, denn eigentlich erscheint uns alles sehr hoffnungslos.

Das erste Kilo Hoffnung entdecke ich total verblüfft am Morgen nach der Geburt. In der Nacht dachte ich noch: Nie wieder! – und in dem Augenblick, als mich die Verwaltungsangestellte nach dem Namen des Kindes fragte, fiel bereits die Entscheidung für die Zukunft.

Ich sagte nicht: »Hannah«, wie es seit drei Jahren feststand, sondern nannte spontan einen anderen Namen, den wir auch in der engeren Wahl hatten: Linda.

Und Lutz reagierte genau gleich und fragte erschrocken: »Du hast hoffentlich nicht Hannah gesagt?« So stolperte unser Kopf hinter der Entscheidung unseres Herzens her.

Lutz also hatte die schwere Aufgabe, Bastian am anderen Morgen vom Tod seiner Schwester zu berichten. Er hatte lange überlegt, welche Worte er wählen sollte und entschied sich für den direkten Weg. Also nahm er ihn fest in die Arme und sagte: »Es ist heute Nacht etwas Schreckliches passiert. Das Baby ist tot.« Bastian sah ihn fassungslos an, blieb noch ein Weilchen sitzen und ging wortlos in sein Zimmer. Damit wollte er wohl erst alleine bleiben. Dann aber blieb er immer ganz dicht bei seinem Papi, sprach erst in der Klinik wieder.

Erst einige Wochen später fragte er nach der Todesursache. Und weil ich ihn nicht anlügen wollte, es mir für die Wahrheit aber noch zu früh war, sagte ich nur, das Baby hätte keine Luft mehr bekommen, und das hat er so hingenommen.

Ein gutes Jahr später, im Zusammenhang mit dem neuen Baby, hatten wir das Thema »Nabelschnur« und ich erklärte ihm, daß das Baby damit ißt und trinkt und atmet, und dann sagte er von selbst: »Ach, dann war bei der Linda die Nabelschnur kaputt.«

Wir hatten uns viele Gedanken gemacht, wie es mit Bastian wohl weitergehen würde. Wir waren darauf gefaßt, daß er nun selbst wieder Baby wird, daß er Alpträume bekommt, daß er natürlich bei uns schlafen dürfte, daß er vielleicht aggressiv wird, daß er vielleicht anfängt zu stottern, daß er vielleicht Tiere tot macht ... alles haben wir in Betracht gezogen.

Aber unsere Befürchtungen bewahrheiteten sich zum Glück nicht. Er war nur ein wenig ernster und anhänglicher geworden. Manchmal kam er spontan zum Schmusen, sagte aber selten etwas.

Nur wenn ich weinte, brach es auch aus ihm heraus. Wahrscheinlich war alles so unbegreiflich, daß er den ersten Schock noch verdauen mußte. In erster Linie war er bemüht, mir zu helfen. Und so sagte er kurz nach der Beerdigung zu mir: »Jetzt hast du nur noch mich. Wenn man das machen könnte, würde ich wieder in dich reinkriechen und nebenher dein großer Bastian sein, dann hätten wir wieder zwei Kinder!« So lieb!

Daß Bastian dieser 22. März genauso deutlich vor Augen steht wie uns Erwachsenen, sehen wir oft an seinen Reaktionen. Weil wir ihn zur Beerdigung nicht mitnehmen wollten, boten wir ihm an, bei seiner Oma zu bleiben, die unterhalb des Friedhofs wohnt. Aber dies lehnte er ab. Er zog es vor, seine Babysitterin zu besuchen.

Noch viele Wochen lang bleibt es so. Gehen wir zu den Großeltern, sagt er jedes Mal: »Da ist die Straße zur Linda«, und dann bleibt er (auf seinen Wunsch hin) unter irgendwelchen Vorwänden alleine im Garten. Wahrscheinlich erinnert ihn alles an diesen Tag, er muß erst seine Gedanken und Gefühle ordnen, ehe er den Mut aufbringt, hereinzukommen. Es dauert ungefähr ein halbes Jahr, bis er wieder alleine dort bleibt. Er hat Angst, ich käme nicht wieder und es könne wieder etwas Schreckliches passieren.

Frühzeitig habe ich ihm gesagt, er dürfe immer fragen und reden und weinen – wann er nur wolle. Und das tut er schließlich auch. Und wir beide sind sehr froh darüber, daß er nicht alles in sich hineinfrißt.

Und wie einfühlsam ein Kind sein kann, welche Gedanken es sich macht, zeigen ein paar von Bastians gesammelten Aussprüchen ganz deutlich. Auf jeden Fall haben all die Leute Unrecht, die behaupten, Kinder würden »so was« überhaupt nicht richtig wahrnehmen. Sicherlich gibt es viele, bei denen die Veränderung stärker ist. Wir sind sehr froh, daß wir unserem Sohn emotionale Sicherheit waren und ihm eine Hilfe zur Bewältigung seiner persönlichen Probleme sein konnten.

»Warum macht Gott so was? Er weiß doch, daß ich mich so gefreut hab und daß ich jetzt so viel weinen muß?«

»Hoffentlich sterben wir nicht auch noch, sonst ist ja wieder jemand alleine.«

»Muß ich als erster sterben, weil ich der Kleinste bin, oder komme ich als letzter dran?«

»Hat der liebe Gott im Himmel auch Spielsachen? Sonst haben die armen Kinder dort ja gar nichts zum Spielen.«

»Darf ich der Linda ein Wurstbrot hinlegen? Dann holen es die Vögel und tragen es hoch in den Himmel.«

Bastian macht ganz offensichtlichen Quatsch an der Straße. Als ich ihn darauf anspreche, bekomme ich eine niederschmetternde Antwort: »Dann bin ich tot und darf zu meiner Linda, dann ist sie nicht mehr so alleine.«

Meine Freundin ist schwanger: »Stirbt denen ihr Baby jetzt auch?«

»Bastian, warum sammelst du so viele Maiskolben?« Langes Drucksen. Ein verschämtes Flüstern: »Die sind doch für die Linda, die hat so was noch nie gesehen.«

Und dann wieder erklärt er seinen Freunden ganz cool: »Weißt du, unser Baby ist tot, das kann ich dir nicht zeigen.« Oder: »Wir können mit unserem Baby nicht spielen, weil Tote kann man erst besuchen, wenn man selbst gestorben ist. Aber dann freuen wir uns. Nur die anderen sind wieder traurig. Aber den Toten geht's dann gut.«

»Komm her, Mama, jetzt weinst du ein bißchen, aber dann mußt du weiter essen, sonst wirst du immer dünner.«

Bastian macht oft im Sandkasten kleine Hügel und steckt Blumen oben drauf – dann weiß ich, es ist wieder Zeit für einen »Besuch«.

Es dauert lange, bis er im Umgang mit anderen Kleinkindern »sein« Baby vergißt. Manchmal triezt er sie, nimmt Spielsachen weg, was er sonst nie getan hat. Wenn ich ihn darauf anspreche, sagt er ganz ruhig: »Die Linda kann auch nix spielen. Und reden tu ich mit denen auch nicht. Weil mit meiner Linda kann ich auch nicht reden.«

Und so macht er zwei Jahre lang das Naheliegendste: er übersieht andere Babies einfach. Das hört schlagartig mit der Geburt seiner »neuen« Schwester auf. Dies war wohl der einzige Punkt, an dem er nicht weiterkam, und er hat das Problem für sich selbst gelöst.

Und immer wieder seine selbstverständliche Zuversicht. So steht er zum Beispiel im Keller vor den Kleiderkisten und sagt *nicht*: das sind meine Sachen. Nein, er sagt: »Die sind für unser neues Baby.« Er braucht einen Ersatz, aber wir sind alle noch nicht reif dafür.

Noch ein Nachgedanke zum Sterben: ich habe ihm oft erklärt, daß jeder Mensch zu jeder Zeit aus irgendeinem Grund sterben kann. Daß wir mit unserer Geburt schon auf den Tod zugehen. Daß aber keiner weiß, wann er dran ist. Ich habe zu seiner Beruhigung den Bogen von den Menschen zu den Tieren geschlagen, und irgendwann sagte er: »Klar, sonst wäre die Welt ja viel zu klein.«

Wir hatten uns geeinigt, ihm »nach alter Väter Sitte« vom Sterben und von Gott und vom Himmel zu erzählen. Aus zwei Gründen. Erstens wissen wir es leider auch nicht besser. Zweitens wollten wir ihn nicht in Konflikte bringen, falls er von anderen Leuten eine andere Version hört. Und ich denke, für einen kleinen Kinderkopf (für meinen auch!) ist es *so* wenigstens einigermaßen nachvollziehbar. Sein Hauptproblem war nur, wann und wie holt Gott die Toten zu sich? Antwort: »Das hat noch keiner gesehen. Wahrscheinlich wartet Gott, bis wirklich alle schlafen, und dann hat er da einen irren Zaubertrick, den keiner kennt ...« Bastians Vorschlag: »ein unsichtbarer Aufzug!« Andererseits hatten wir lange Diskussionen über das Universum, er wollte ganz sicher sein, daß die Toten im Himmel wirklich alle Platz haben.

Wenn Besuch da war, war es immer Bastian, der ein Gespräch über die verlorene Schwester begann. Und ich habe manches Gesicht erstarren sehen vor Schreck (Was sag' ich zu dem Kind?) und manche Verblüffung wahrgenommen, mit welcher Selbstverständlichkeit er darüber redet. Ich glaube, er konnte es nicht ertragen, wenn die Leute schweigend darüber hinweggingen. Er zwang jeden zu einer Aussage, indem er seinem Satz ein »und du?« zufügte.

Es gibt in unserem Sprachschatz viele Wörter, die wir bewußt nicht mehr aussprechen: *todschick, absterben, todmüde, sterbenselend* ... Wir sind in dieser Hinsicht sehr hellhörig geworden. Vor allem

Bastian achtet sehr darauf, daß andere diese Wörter auch nicht verwenden.

So kam er zum Beispiel einmal weinend vom Kindergarten heim, weil die Erzieherin von abgestorbenen Blättern sprach. Auch noch zwei Jahre später ist er darauf bedacht, daß ich im Garten nichts Einjähriges pflanze, er will nichts Totes um sich haben.

Seine Schwester Hannah ist schon acht Monate alt, da ist es immer noch aktuell: er weint bitterlich und ist kaum zu beruhigen, weil seine Freundin eine Fliege erlegt hat!

So viel zu Bastian. Verstehen Sie, daß wir stolz auf ihn sind? Verstehen Sie, daß ein dreijähriges Kind für einen Erwachsenen eine wirkliche Hilfe sein kann?

So viel zu meinem Männlein, nun etwas über meinen Mann. Was schreibe ich, was lasse ich weg?

Bei Bastian ist es einfacher, er hat die Schwangerschaft mit seiner kindlichen Phantasie und Vorfreude als seine eigene ausgelebt.

Lutz (und wahrscheinlich allen Männern) fehlt diese ungezügelte Kinderphantasie, dazu ist er schließlich 30 Jahre zu alt. Er hatte schon beim ersten Baby gesagt, er hätte so gerne eine ungefähre Vorstellung davon, wie es sein muß, ein Kind in sich zu spüren. Diese Verbundenheit und das »Kennen« ist ein gewaltiger Vorsprung der Mütter. Ein werdender Vater hat es da sehr viel schwerer. Er kann nur beobachten und ahnen – und plötzlich ist er dann Papi. Sein Kennenlernen beginnt erst mit der Geburt.

Ich habe dies verstanden und bin in kein Extrem verfallen, weder wollte ich ihn »bekehren« noch die Schwangerschaft als »meine« Angelegenheit betrachten. Lutz war bei jeder Schwangerschaft verständnisvoll und einfühlsam und wartete auf sein Stichwort zum Vater-werden: die Geburt.

Und genau dieses ›Stichwort‹ wurde ihm genommen. Trauer, Schmerz, Angst, Wut, Hilflosigkeit und Hoffnungslosigkeit ergriffen auch ihn. Aber er sagte selbst: »Ich kann es nicht so stark empfinden wie du. Ich hatte noch keine ganz enge Verbindung zu dem Kind. Ich kann nur nach vorne schauen und auf ein anderes Kind hoffen.«

Und dann hat er schon immer ein anderes Problem. Er kann sein ›Innenleben‹ sprachlich nicht spontan ausdrücken, egal wie sehr ihn etwas angreift, egal ob privat oder beruflich. Er muß erst mit sich selbst klar kommen und dann spricht er über das Problem. Ich bin das genaue Gegenteil. So hat er zwar meine Weinkrämpfe liebevoll abgefangen und immer versucht, so gut er konnte zu helfen, aber was *ihn* bedrückte, was *er* sich dachte, habe ich lange Zeit nicht erfahren.

Das war für mich nicht immer leicht, und manchmal machte ich den Fehler, ihn zu einer Aussage zwingen zu wollen. So haben wir uns mit Worten sicher nicht helfen können, aber »dasein« füreinander konnten wir, – und zuhören, verstehen, trösten und weiterhelfen konnten wir uns trotzdem. Ich bewundere ihn, wie er es geschafft hat, mit mir und meinen offenen und mit sich und seinen vergrabenen Problemen so gut klarzukommen.

Nach einem halben Jahr meinte er selbst, er hätte von Anfang an alles nicht so stark in sich eindringen lassen, hätte *es* verdrängt und versucht, *es* verstandesmäßig anzugehen. Also: *es* ist sowieso zu spät, ist nicht mehr zu ändern, also hilft auch kein Hadern.

So wie ich meine Kraft einsetzte, um das Erlebte zu bezwingen, so ging all sein Denken und Fühlen in die Zukunft zum nächsten Kind.

Zwei Arten, sich auseinanderzusetzen, die man beide akzeptieren muß. Auch wenn es in manchen Situationen verflixt schwer fällt.

Es soll aber nicht der Eindruck entstehen, wir hätten völlig unterschiedlich gelebt und gefühlt. Im Gegenteil. Wir sind uns in dieser Zeit noch einmal ein großes Stück näher gekommen. Wir haben noch mehr gelernt, uns ohne Worte nahe zu sein. Dies wurde an einem Sonntagmorgen plötzlich greifbar.

Lutz setzt sich oft spontan ans Klavier, spielt Oldies oder Klassik, komponiert aber leidenschaftlich gerne eigene Stücke. An diesem Morgen spielte er ein Lied, das ich noch nie gehört hatte. Sonst frage ich nach. Dieses Mal hielt mich etwas zurück. Ich kannte die Melodie genau, sie berührte meine Seele tief innen (auch wenn das jetzt kitschig klingt!) und ich wußte, das ist etwas Altes und Vertrautes. Sogar Bastian kam und hörte zu.

Dann kam Lutz mit einem verlegenen Lächeln auf mich zu. Wir schauten uns an, und dann wußte ich: »Das war für Linda?«

So wurde diese Melodie sein Abschied von unserer Tochter. Das waren seine Worte, von Schmerz und Trauer zu berichten. Noch heute fallen ihm plötzlich Situationen von »damals« ein, kommen ihm die Tränen.

Es gäbe noch so vieles zu berichten, aber manches davon bleibt eben unser »Geheimnis«.

Zwei Jahre später ist es für uns immer noch unfaßbar, wie reif ein dreijähriges Kind sein kann, welche Worte es von sich aus findet, wie Bastian sich und uns getröstet hat. Aber wir wissen mit Sicherheit: unsere kleine Familie ist durch die Liebe so stark, daß uns kein Schicksalsschlag etwas anhaben kann. Wir sind drei und doch eins. Wie Bastian es geschafft hat, in Papas Abwesenheit die Regie zu übernehmen, für seine Mama dazusein – es kann nur echte Liebe sein. Anders wäre dieses freiwillige Geben nicht möglich. Wir Eltern haben durch Bastians Verhalten gelernt, unsere Kinder, soweit es vertretbar ist, nicht aus unserem Leben, unseren Gefühlen und Entscheidungen herauszuhalten. Kinder brauchen die Wahrheit wohl mehr noch als Erwachsene.

Und wir haben endgültig und frühzeitig gelernt, Kinder nicht »nur« als Kinder zu sehen und zu behandeln, sondern als gleichwertige Familienmitglieder. Unser Zusammenleben hat noch eine weitere Veränderung erfahren: Wir verbringen noch mehr Zeit noch intensiver miteinander. Wir erleben alles noch bewußter, öffnen uns gegenseitig die Augen für Kleinigkeiten. Wägen besser ab zwischen wichtig und unwichtig. Aufregung um Kleinigkeiten gibt es nur selten. Und kein Tag endet ohne Schmusen und Liebeserklärungen.

Und der Tod (unser aller Tod, das Fortgehen eines weiteren Familienmitglieds) hat einen Platz in unserer Familie bekommen. Ob uns dies wirklich hilft, wenn wir wieder einmal an einem Grab stehen, wissen wir heute noch nicht.

Aber uns persönlich haben wir geholfen. In den Jahren zuvor haben wir zwar nicht grundlegend anders miteinander gelebt, aber es kam doch dann und wann vor, daß wir uns wegen banaler Dinge streiten konnten. Alles nur Kleinigkeiten, und so ist es mir inzwischen nicht mehr wichtig, ob Lutz bis zum Abendbrot zu Hause ist – Hauptsache, er kommt wieder gesund heim. Nasse Badetücher und getragene Strümpfe auf dem Boden regen mich nur noch sehr selten auf. Auch ein verspätetes Herrenabendende bringt mich nicht mehr um meinen Schlaf. Genausowenig stört mich inzwischen die Zeitungslektüre am Frühstückstisch. Die kleinen Problemchen, die jeder von uns kennt – wir haben sie auch. Doch wir haben gelernt, darüber zu lächeln. Die Mücke wird nicht mehr zum Elefanten, eher versuchen wir den Elefanten zur Abmagerungskur zu bewegen.

Wir haben gelernt, die wenigen gemeinsamen Stunden des Tages auch bewußt zu genießen. Wenn Lutz abends da ist, wird gequietscht, gekichert, getobt, geschmust. Eine Stunde Papi pur. Ohne erzwungene Bett-Hektik.

Auch unsere Abende sind von Gemeinsamkeiten geprägt. Gedanken, Gefühle, Erlebnisse, Ängste, alles teilen wir uns mit. Musik, gemütliches Sitzen, ein Glas Wein, ein gemeinsames Spiel, Lieder zur Gitarre – und vielleicht ein mal pro Woche ein Blick in den Fernseher.

Natürlich haben wir auch getrennte Interessen und Wege, aber – Pardon – nicht mit pseudo-emanzipatorischem Anspruch.

Es gibt aber auch noch etwas anderes. Da wir jetzt als junges Paar hart und unvermittelt erlebt haben, wie unvermutet der Tod kommt, ist uns auch klar geworden, wie schrecklich der Gedanke sein müßte: »Zu spät! Hätte ich meinen Partner gestern doch nicht so unbeherrscht angeschrien! Hätte ich doch nichts Unüberlegtes gesagt! Vorbei, es ist nicht mehr gutzumachen! Ich kann ihn nicht mehr um Verzeihung bitten!« Es muß doch entsetzlich sein, wenn die letzten gemeinsamen Stunden nicht harmonisch waren, wenn man sich im Streit für immer getrennt hat. Ich denke mir, dieses Schuldgefühl wird keinen mehr verlassen. Ich bin sehr froh, daß ich mich an keine derartige Situation erinnern kann. So weiß ich jeden Abend: heute haben wir versucht, das Beste aus unserem gemeinsamen Tag zu machen. So hoffen wir, dem Tod besser ins Auge sehen zu können, weil wir unser Leben bewußt gestaltet haben.

Ich bin froh, wie alles geworden ist. Hätten wir eine Ehe voll Sprachlosigkeit und Gleichgültigkeit – sie wäre bestimmt daran zerbrochen.

Reaktionen der anderen

Nun bin ich wieder daheim. Lange haben wir uns überlegt: was tun wir? Wie verhalten wir uns? Ich persönlich möchte gar nichts tun und niemanden sehen. Aber Lutz redet lange auf mich ein, den Kontakt nach außen nicht abzubrechen. Eigentlich geht es wegen Bastian auch nicht. Vielleicht hat Lutz auch Angst, ich könnte durchdrehen, und so ist ihm wohler, mich nicht alleine zu wissen.

Ich weiß es noch nicht genau, aber ich ahne, daß dies alles verdammt hart wird. Und so treffe ich mich übergangslos wieder mit Freunden und Bekannten, mit Spielkameraden unseres Sohnes. Und auch abends laden wir uns Freunde ein, denn die wenigsten werden sich trauen, bei uns anzurufen. Wir sprechen dann von uns aus über Linda, zeigen ihnen, daß wir nicht schweigend darüber hinweggehen wollen. Alle sind erschüttert, können es nicht fassen, kommen nicht klar damit. Alle sind unheimlich lieb und verständnisvoll.

Aber wie sieht es mit flüchtigen Bekannten und Begegnungen aus? Zum größten Teil ganz ganz anders. Einen Vorgeschmack bekam ich schon in der Klinik. Am Morgen nach der Entbindung kam eine Verwaltungsangestellte mit einem Ordner in mein Zimmer. Und jetzt erfuhr ich zum ersten Mal die Gratwanderung zwischen Bürokratie und Menschlichkeit. Unser Dialog war so beeindruckend, daß ich ihn als ersten in der Reihe und ungekürzt wiedergeben möchte:

V: »Guten Tag. Sind Sie Frau Körner-Armbruster? Ich muß die Personalien ihres Kindes aufnehmen.« (Keine Kondolenz ...) »Name?«

Ich: »Linda.«

V: »Geboren?«

Ich: »23.3.88.«

V: »Gewicht?«

Ich: »1700 Gramm.«

V: Geburtszeit?«

Ich: »0.43 Uhr.«

V: »Wie lange hat das Kind gelebt?«

Ich: »Gar nicht. Linda kam tot zur Welt.« Ordner zu.

V: »Dann kommt das nicht zu den Akten. Ich darf Ihnen noch sagen, daß Sie das Recht auf eine Bestattung haben. Unter 1000 Gramm wird der Körper einbehalten.« (Anmerkung: Müllsack!) »Wo ist das Kind jetzt?«

Ich: »In der Anatomie beim Sezieren.«

V: »Nun ja, das weitere regelt dann ein Bestattungsinstitut. Haben Sie noch Fragen?«

Ich: »Nein, danke.«

V: »Gut, das war's dann. Auf Wiedersehen.«

Ja, das war's dann wohl. Hat man da noch Töne?

Ein besseres Beispiel gab der Mann an der Klinikkasse, der mir die 5,00 DM Tagesverpflegung geschenkt hat. In der »Landessprache«: »Sie hend jo sowieso nix gässa, gell, Sie Ärmschde!«

Außerhalb der Klinik geht es dann so richtig los. Denn wer mich ohne Bauch sieht, strahlt natürlich freudig, spricht Glückwünsche aus, stellt Fragen. Und jedes Mal gelingt es mir mit viel Kraft einigermaßen gefaßt den wahren Sachverhalt zu erzählen. Hier nun einige Reaktionen:

»Sie sind ja noch so jung, Sie kriegen leicht noch eins!«

»Wer weiß, vielleicht war es besser so?«

»Ja, ja, Gottes Wege . . .«

»Sie werden sehen, die Zeit heilt die Wunden.«

»Nur gut, daß es nicht gelebt hat, da wäre alles noch viel schlimmer.«

»Das haben Sie bald vergessen.«

Nach sechs Wochen: »Nun hören Sie doch mal langsam auf, Sie müssen wieder lustig sein.«

»Besser als ein behindertes Kind ist das auf jeden Fall.«

»Wir waren ja so erschüttert.«

»Denken Sie als Trost daran, wie viele Kinder im Krieg gestorben sind.«

Nach zwei Monaten: »Ach, das ist doch auch schon ein Jahr her?«

»Ich bewundere euch! Ich glaube, ich hätte das niemals geschafft!«

Bei der genetischen Untersuchung: »Glauben Sie, daß Sie schuld daran sind?«

»Wie kannst du nur so weiterleben? Ich glaube, ich hätte mich umgebracht!«

Und einer sagte tatsächlich: »Ich bewundere dich. Du bist eine tolle Frau. Hut ab – wie du das schaffst!«

Eine Frau, selbst Mutter: »Wenn ich mir das vorstelle – ich glaube, für mich wäre es einfacher gewesen, wenn das Kind krank gewesen wäre – aber dieser Zufall!«

»Sie sollten dankbar sein, daß Sie schon ein gesundes Kind haben!«

»Aber Ihr habt doch euren süßen Bastian, das muß jetzt wichtiger sein.«

»Sie müssen sich normal verhalten, dürfen den armen Bastian auf keinen Fall etwas spüren lassen!«

»Hast du etwas falsch gemacht? Nicht gut gelebt? Sport, eine falsche Bewegung, ein Sturz? Wovon kann das kommen?«

»Warst du nicht oft genug beim Frauenarzt? Ist er nicht gut?«

Kaum jemand fragt nach der Todesursache. Und immer wieder erkläre ich,

daß dieses Kind für uns bereits »da war«,
daß ich sein »Lebendigsein« gespürt habe,
daß es schon Bestandteil unseres Lebens war,
daß man ein totes Kind nicht schnell durch ein neues »ersetzen« kann,
daß für uns nur die Sinnlosigkeit zählt,
daß man so ein Baby nicht wie einen kaputten Fernseher vergißt,
daß ich gerade jetzt nicht mehr so recht an Gott glauben kann,
daß ich so gerne ein Lächeln oder einen Blick als Erinnerung gehabt hätte,
daß es gar nicht unser Bestreben ist, Linda zu vergessen.

Am allerliebsten waren mir diejenigen, die ein einziges Wort sagten, und das von Herzen: »Sch. . .«.

Nur ein paar wenige weinten mit uns.

Und nur wenige fanden die richtigen Worte, konnten unsere Trauer mitfühlen, nicht nur ihr Beileid aussprechen. Meine liebste Freundin sagte mir: »Ich wünsche euch ein paar gute Menschen, die viel helfen können.« Sie gehörte auf jeden Fall zu ihnen.

Aber damals wie heute muß ich sagen, wirkliche Hilfe kann man in dieser Situation nicht von anderen erhoffen, sie muß aus uns selbst wachsen. Und das braucht sehr viel Zeit.

Als ich besonders niedergeschlagen war, sagte mir ein lieber

Freund: »Jeder bekommt so viel an seelischem Schmerz aufgeladen, wie er tragen kann. Und immer ist man ein klein wenig stärker, als man glaubt. Immer geht es weiter, und wir verstehen eigentlich nicht, woher wir die Kraft nehmen.«

Diese Linda-Gespräche mit unseren Freunden waren nicht leicht. Sie konnten nur wenig dazu sagen, und so haben wir erzählt und sie haben zugehört. Wir haben aber nicht erzählt, um Mitleid zu bekommen, wir brauchten Verständnis. Es wäre einfacher, zu sagen: »Ich hab mir das Bein gebrochen und starke Schmerzen, kommt und lenkt mich ab.« Das kann jeder nachvollziehen. Aber so etwas?

Und weil wir spürten und wußten, daß wir uns doch nicht ganz mitteilen konnten, fanden die Gespräche meistens ein offenes Ende. Aber auffallend war doch, daß uns beim Folgebesuch keiner mehr danach fragte. Vielleicht waren sie überfordert mit diesem Problem? Vielleicht waren sie froh, nichts mehr hören zu müssen? Vielleicht ist es für einen Außenstehenden auch schneller »erledigt«? Vielleicht wollten sie uns helfen, indem sie sich »normal« verhielten? Auf jeden Fall waren wir sehr dankbar, daß manche den Mut hatten, sich auf uns und unsere Probleme einzulassen.

Die Standardfrage »Hallo, wie geht's?« hat mir persönlich längere Zeit niemand mehr gestellt. Sicher hat jeder seine Gründe für diese Unterlassung gehabt, und ich hatte auch Verständnis dafür. Erst als ich ein Jahr später wieder sichtbar schwanger war, erfuhr ich, daß unsere Bekannten, die geschwiegen hatten, doch nichts vergessen haben. Ich bekam wirklich rührende Zuwendung und sicher mehr »Streicheleinheiten« als andere werdende Mütter. (Ich danke euch allen dafür. So habt Ihr mich indirekt spüren lassen, daß Ihr meine Angst vor einem neuen, unglücklichen Zufall kennt, versteht und mittragen helft.)

Nach der Geburt unseres dritten Kindes kamen so viele erleichterte und glückliche Reaktionen, daß ich merkte, viele haben bisher nur »cool« gespielt. Einige erzählten mir im nachhinein, sie hätten kaum mehr gewagt, zur Zeit des Geburtstermins bei uns anzurufen. Das war wohltuend und fast eine Entschädigung für das Schweigen zuvor.

Die schönste Gratulation war diese: »Endlich siehst du wieder gut aus. Endlich strahlen deine Augen wieder. Ich hatte oft Angst um dich, du würdest das Leben vielleicht nicht mehr packen.«

Eines habe ich gelernt, was ich vorher auch nicht konnte: kondolieren. Ich weiß über den stummen Händedruck hinaus noch etwas zu sagen, habe keine Scheu mehr davor.

Ich möchte aber nicht den Eindruck erwecken, ich sei enttäuscht von unseren »schweigenden« Bekannten. Es liegt auch keinerlei Wertung darin. Ich verstehe ihre Probleme und ihr Verhalten wirklich. Nur bei ganz wenigen kann ich sagen, sie hätten uns im Stich gelassen.

Wenn man daran denkt, wie wir alle leben, daß dieses Schnell, Sofort, Dringend geläufige Worte sind, daß Streß, Action, Spannung, Szene, In und Out total groovy sind, daß jeder, egal ob zu Fuß oder im Auto, erst mal an sich denkt, daß Hilfsbereitschaft schon fast veraltet ist – dann haben wir doch ziemliches Glück gehabt! Man muß es auch positiv sehen, oder? Und so vor-leben, mit-leben, weiter-leben.

Ich – alleine – gefangen in mir selbst.

Dieses Kapitel kann ich beim besten Willen nicht chronologisch, nicht kühl und klar schreiben.

Vielmehr sind es einzelne Gedanken und Erlebnisse, vor allem aus dem ersten halben Jahr nach der Geburt. Aber auch noch zwei Jahre später beschäftigen mich Dinge, die hier einen Platz finden sollen.

Deshalb habe ich alle Gedanken einzeln stehen lassen, so wie sie eben kamen. Auch wenn es zum Lesen vielleicht schwierig ist, »drüberschmökern« kann man sowieso nicht.

Was ich mir überhaupt nicht vorstellen konnte: das Leben geht tatsächlich weiter. Und die Sekunden verstreichen wie gestern oder morgen, niemand sieht uns etwas an, kein Erdbeben, keine Springflut, keine Sonnenfinsternis, nur Alltag, nur weiter, weiter.

Unsere ganz persönliche Weltuntergangsstimmung hat im Rahmen der Unendlichkeit keinen Lidschlag Verzögerung ausgemacht, höchstens, als sei ein Sandkörnchen in der Wüste herabgerieselt.

Die Gewißheit, daß unser Einzelschicksal so gering ist, daß wir alle uns aber so überaus wichtig nehmen und das meiste doch unbedeutend ist – dies alles ist nicht gerade Hilfe oder Ermutigung. Es regt uns immer mehr zum Grübeln an und wird vielleicht später akzeptiert.

Nun bin ich ohne Bauch und Kind wieder zu Hause und weiß, ich kann meinem Bedürfnis nicht nachgeben und mich in den schützenden Wänden unseres Hauses vergraben, ich muß hinaus, muß mich dem Leben wieder stellen.

Lutz geht wieder arbeiten, und an der Hand meines Sohnes wage ich die ersten zögernden Schritte, um eine Verbindung zwischen *Vorher* und *Nachher* herzustellen.

Ich gehe immer wieder durch Haus und Garten und nehme Abschied von Situationen, die ich mir in meiner Vorfreude ausgemalt hatte: das Baby unterm Birnbaum, die stillende Mutter im Schaukelstuhl, das Baby am offenen Kamin, der Stubenwagen im Morgenlicht, die Katze und das Baby ...

Alleine, leer, schlank, mit Milch in den Brüsten, ohne Strampeln im Bauch – ich werde wahnsinnig. Ich bekomme tatsächlich Halluzinationen, höre, was ich nie gehört habe, den Hungerschrei unseres Kindes. Wache nachts daran auf, daß ich auf dem Bauch liege und es nicht begreife.

Habe beinahe körperliche Schmerzen. Entzugserscheinungen nennt man es bei Süchtigen. In gewissem Sinne bin ich auch süchtig: nach meinem Kind. Ich meine, es an mir zu spüren, seinen Körper, seine Wärme, seinen Geruch ... alles nur Einbildung.

Ich möchte schreien wie die Riesen im Märchen, aber ich kann nicht. In mir ist alles hart wie Stein. Ich meine, mich nie wieder ehrlich, aufrichtig und spontan freuen zu können. An meiner Haut prallt alles ab, hinterläßt keinen Kratzer.

Manchmal fällt es mir verflixt schwer, irgendein lapidares Gespräch zu führen. Mir erscheint das meiste so unwichtig. Es ist, als sei mein Mund verschlossen fürs Unwesentliche, als bräuchte ich alle Kraft, das Wesentliche in die richtigen Worte zu fassen.

Ein großes Problem sind mir schwangere Frauen. Egal, ob sie mir bekannt oder unbekannt sind. Empfindungen, die mir vorher fremd waren, kommen auf: Neid, Mißgunst, beinahe Haß. Und immer wieder das heulende Elend. Eigentlich betrifft es nur Frauen, die ihr zweites Kind bekommen, das erste oder dritte ist nicht sonderlich belastend für mich.

Eine Frau wird von der Gesellschaft in eine feste Norm gepreßt: ab einem bestimmten Alter hat sie Kinder zu bekommen. Kommt es aus irgendeinem Grund zu keiner »erfolgreichen« Entbindung, hat sie die Erwartungen nicht erfüllt, die übliche Anerkennung bleibt aus. Wenn eine Frau diese Rolle nicht übernehmen kann, hat es den Anschein, daß sie versagt hat, nutzlos ist.

An manchen Tagen will ich mich selbst überzeugen. Ich sage mir: andere haben es viel schwerer als ich. Mein Schmerz ist wahrscheinlich ein kleiner im Vergleich zu dem, was täglich überall auf der Welt in allen Kulturkreisen geschieht. Manchmal überzeuge ich mich, aber letztendlich stimmt das Sprichwort, und auch ich bin mir selbst die Nächste und muß erst den eigenen Kummer verstehen und verdauen, ehe mich etwas anderes wieder anficht.

Was mich sehr gefreut hat: von meinen Eltern bekam ich einen Rosenstrauß, wie damals bei Bastians Geburt.

Übrigens war ich ein Mal wirklich sehr feige: Lutz mußte die Babysachen wegräumen, ehe ich aus der Klinik kam.

Scheint die Sonne, denke ich: wie kann es nur so schön sein? Regnet es: sogar der Himmel weint! – Selbstmitleid in Höchstform oder eine normale Reaktion?

Ich beneide Lutz darum, daß er arbeiten gehen kann. Die häusliche Situation zehn Stunden hinter sich lassen kann, nicht so knallhart erinnert wird, abgelenkt ist.

Natürlich hat sich sein überstürzter Aufbruch in der Abteilung herumgesprochen, und so fragen am nächsten Tag alle nach »Mutter und Kind«. Aber jeder fragt nur ein Mal, weitere Gespräche kommen nicht zustande.

Aber könnte ich es überhaupt? Wie wäre es, wenn Linda unser erstes Kind gewesen wäre, und ich müßte, anstatt Mutterschaftsurlaub zu nehmen, wieder arbeiten gehen? Dieselben Leute, dieselbe Umgebung, die Fragen und Reaktionen, alles ist dann doch nicht mehr so wie vorher, weil ich nicht mehr dieselbe bin?!

Heute wurde Lutz von dem ganzen Elend wieder eingeholt: eine Kollegin kam, um der Abteilung ihr Baby vorzustellen, und lud zu einem Umtrunk ein. Lutz schaffte es nicht, hinzugehen. Einen Glückwunsch, eine fadenscheinige Entschuldigung und dann hat er einen großen Bogen gemacht.

Heute kommen die standesamtlichen Nachrichten in der Lokalpresse. Alle Babies, die diese Woche geboren wurden, sind aufgeführt, nur Linda Armbruster fehlt. Sie ist im bestehenden Bürokratiesystem keine Zeile wert.

Heute habe ich es wieder einmal fertig gebracht, eine halbe Stunde lang vor dem Frühstückstisch zu stehen, ehe ich irgendwoher aufgetaucht bin und endlich die Müslischälchen abgeräumt habe. Nach solchen Minuten habe ich Angst, beschleicht mich eine dunkle Beklemmung, denn ich ahne nicht, wo ich während dieser Zeit mit meiner Seele, meinem Geist war. Sollte das der Anfang einer ernstzunehmenden Psychose sein? Obwohl ich mir vornehme, mich zu kontrollieren, wiederholt sich dieses »Abdriften« immer wieder.

Was habe ich Schlechtes getan, wem Böses zugefügt? Wofür ist diese Strafe?

So oft in diesem ersten halben Jahr habe ich das Gefühl: jetzt werde ich verrückt. Ein kleines bißchen noch, ein Wort, eine Geste, ich drehe durch und sie holen mich ab in die geschlossene Abteilung!

Abends nehme ich ein leichtes Sedativum, weil das Hinübergleiten in die Traumwelt so entsetzlich schwer fällt. Als hätte ich keine Träume mehr, für die sich der Schlaf lohnt. Doch nie habe ich tagsüber danach das Bedürfnis und nach drei Monaten höre ich mit den Tabletten auf.

Die Tabletten zum Abstillen verringern zwar meine Milch, aber ich brauche nur irgendwo ein Baby weinen hören und schon war die Tagesdosis für umsonst.

An manchen Tagen überkommt es mich und ich mache mir Selbstvorwürfe: wäre ich früher zum Arzt, wäre ich skeptischer gewesen, hätte man einen Kaiserschnitt gemacht, wäre sie jetzt noch da.

Aber wäre sie gesund? Oder körperlich geschädigt, immer von medizinischer Hilfe abhängig, geistig behindert? So viele Fragen, die mich im Kreise treiben, und keine Antwort.

Diese Gedankengänge sind jenseits aller Vernunft, denn ich kann nichts dafür, niemand kann etwas dafür. (Die menschliche Eigenschaft, einen Schuldigen zu suchen, einen Verantwortlichen. Vielleicht bringt das Erleichterung, aber sicher keine Hilfe.)

Ich habe mir vorgenommen, Bastian nicht allzusehr zu bemuttern oder zu verhätscheln. Ich darf ihn auf keinen Fall spüren lassen, daß ich Angst habe, auch ihn noch zu verlieren. Es kostet mich große Überwindung, ihn alleine mit dem Kett-Car vors Haus zu lassen. Rutschbahn, Schaukel, Wippe, Turnstunde, Freibad – alles birgt Gefahren in sich. Nicht zu sprechen von all den Krankheiten, die irgendwo lauern können.

Manchmal bin ich direkt froh, wenn er mich ärgert und ich ein bißchen schimpfen muß.

Obwohl alles auch Lutz mitnimmt und belastet, so hat er doch einen

Vorteil: er geht arbeiten wie zuvor, kaum jemand weiß von Linda oder spricht ihn darauf an. Man hat ihm ja auch nicht angesehen, daß er Vater wird.

Die plötzliche Konfrontation im Supermarkt, an der nächsten Straßenecke, beim Zahnarzt, am Telefon, all das bleibt ihm weitgehend erspart. Ist es gut für ihn? Oder habe ich dadurch eine weitere Chance der Bewältigung? Auf jeden Fall habe ich weitere Möglichkeiten, in der offenen Wunde zu bohren.

Erstaunlicherweise macht es mir nichts aus, daß die Leute in der Pathologie unsere Tochter zerschnippelt, pardon: seziert haben. Der Wunsch nach Gewißheit war stärker. Wir wollten sicher sein, daß nur die Nabelschnur schuld war.

Zwei Wochen nach der Beerdigung passiert, was ich für ausgeschlossen hielt: ich lache spontan und herzlich – und erschrecke fürchterlich darüber.

Erstaunlicherweise schlafe ich tief und fest, wenn ich mich erst einmal in den Schlaf geweint habe. Aber noch ehe ich die Augen aufmache, ist aller Schmerz wieder da, und so beginnt und endet mein Tag mit Tränen.

Mein Kopf wehrt sich nicht nur, daran zu glauben, es zu begreifen. Er hat auch meinen Körper fest in der Hand. Die Periode setzt gerade am errechneten Geburtstermin ein. Als ob ich es erst jetzt akzeptierte, daß alles vorbei ist. Die Menstruationsschmerzen kommen so stark wie Wehen.

Es tut mir unsagbar weh, andere Mütter (und Väter) zu beobachten, wie sie ihre Kinder anschreien, schlagen, zerren. Zu wissen, sie nehmen sich nicht genug Zeit, haben kein echtes Interesse an den Erlebnissen und Sorgen ihrer Kinder. Zu sehen, wie sie ihren Kindern aus

Gedankenlosigkeit weh tun. Zu merken, wie sie Alarmsignale und Hilferufe nicht wahrnehmen; und vieles mehr. Diese Mütter möchte ich packen, schütteln, anschreien, zur Besinnung bringen. Ihnen sagen: »Seid froh, daß Ihr Kinder habt, behandelt sie gut, auch euer Kind kann heute noch sterben. Denkt Ihr niemals daran?«

Die Leute sagen immer: »Wie gut, daß es nicht gelebt hat.« Ist es wirklich einfacher so? Ich würde unheimlich viel darum geben, hätte ich eine echte, reale Erinnerung an unser Kind. Einen Blick, ein Lächeln, einen Schrei, eine Reaktion außerhalb meines Bauches. Ich könnte mich daran festhalten. Einen Tag später aber erscheint mir alles noch schlimmer. Ich glaube, man kann die Tiefe und die Dauer von Schmerz und Trauer nicht von dieser Tatsache abhängig machen. Die Hoffnungen, Wünsche und Pläne einer Mutter kurz vor der Niederkunft sind *wirklich*, auch wenn es kein anderer so sieht. Ich habe dieses Kind schon geliebt, so wie ich es für mich kannte. Ich brauchte es nicht zu sehen. Für Zuneigung, Liebe und Gefühle gibt es keine Meßlatte und keine Waage. Auf meiner Waage lagen 1700 Gramm, und meine Meßlatte zeigt *unendlich*.

Aber ich habe gelernt, daß man sich nicht berechtigt fühlen darf, persönliche Empfindungen unserer Mitmenschen am eigenen Denken zu messen oder sich ein Urteil darüber zu erlauben.

Zwei Lieder werde ich nicht mehr ohne Tränen und Trauer singen können: »Weißt du wieviel Sternlein stehen«, denn da heißt es: »Gott der Herr hat sie gezählet, daß ihm auch nicht eines fehlet . . .«. Das andere ist: »Ihr Kinderlein kommet«. Dabei mag Bastian diese Lieder so gerne. Aber er reagiert verständnisvoll: »Dann singe ich es eben alleine!« Danke, mein Sohn!

Eine Bekannte stöhnt über das nächtliche Stillen und die Unterbrechung der Nachtruhe. Sie schaut mich lange und stumm an, als ich ihr antworte: »Ich würde klaglos aufstehen und freudig die Lebenszeichen meines Kindes hören – meines ist nämlich tot geboren.« Danach hat sie sich nie mehr beklagt.

Ich brauche längere Zeit, bis mich das politische Tagesgeschehen wieder interessiert, bis ich wieder Nachrichten höre und Zeitung lese.

Ich habe manchmal große Probleme, mich als Frau zu fühlen, bin nur noch ein Neutrum. Zu viele Personen waren sachlich-kühl und wissenschaftlich mit meinem Unterleib beschäftigt.

Ich sitze allein auf einer Bank in der Tübinger Platanenallee. Einfach nur so. Das habe ich schon seit Jahren nicht mehr gemacht. Nun starre ich auf den Hölderlinturm und frage mich: wann werde *ich* verrückt? Aber war Hölderlin wirklich geisteskrank? Oder doch nur unverstanden? So oft muß ich spüren, wie weh es tut, daß ich mich nicht richtig mitteilen kann, wie verrückt es ist, daß meine Gefühle die anderen nicht erreichen.

Bastian geht heute das erste Mal in den Kindergarten. Er hat sich sehr darauf gefreut, es wird auch Zeit für ihn. Er ist alt genug, hat das Bedürfnis nach anderen Kindern und schafft die Loslösung von mir problemlos. Auch ich habe keine Schwierigkeiten, ihn an den Kindergarten auszuleihen, keine Angst, ihn zu verlieren. Was andere Mütter am ersten Kindergartentag als bedrängend empfinden, ist für mich nicht schlimm. Ich war selbst Erzieherin, und so ist mir sein neuer Tagesablauf nichts Fremdes.

Ich sitze auch zu Hause und weine, wie manch andere Mutter an diesem Tag. Bei mir hat es allerdings einen anderen Grund. Mir fällt wieder ein, daß ich jetzt ein kleines Baby haben sollte, zwei Monate alt. Wenn wir vom Kindergarten gesprochen haben, war auch der Gedanke ans Baby dabei. Ein Großer und ein Kleines. Das Abholen mit dem Kinderwagen, ein Küßchen für Mama und Baby ... all diese Gedankenspielereien kamen wieder in mir hoch.

Ich hatte mir nicht bewußt gemacht – oder hatte ich es verdrängt? – daß ich nun wieder alleine war. Ich hatte zwar wieder mehr Zeit für mich, war für wenige Stunden unabhängig. Ich konnte mich nicht freuen. Ich war total überrollt von der Einsamkeit. Ich begann mir wieder vorzustellen, wie es wäre, wenn ...

Als ich sicher sein konnte, daß ich Bastian nicht frühzeitig abholen mußte, erledigte ich im Eiltempo die Hausarbeit und verließ fluchtartig das Haus. Ging stundenlang durch die Stadt, durch Geschäfte, ohne etwas zu kaufen, fand keine Ruhe für eine Tasse Kaffee. War froh, um zwölf Uhr meinen Jungen wieder zu haben.

Erst nach drei oder vier Wochen wurde ich mit der neuen Situation fertig und genoß den Vormittag. Nach einigen Monaten begann ich wieder stundenweise zu arbeiten.

Der erste Jahrestag. Lutz nimmt Urlaub und wir durchleben alles noch einmal. Weißt du noch? Natürlich wissen wir alles noch ganz genau. Immer wieder kommen die Tränen. Unsere Eltern rufen an, zeigen, daß auch sie nichts vergessen haben und an uns denken.

Wie lange wird das alles noch frisch und neu in unseren Herzen sein? Werde ich nächstes Jahr immer noch weinen? Es ist ein schlimmer Tag. Jede Stunde, die verrinnt, hat ihre eigene Bedeutung.

Wir wollen natürlich auf den Friedhof. Bastian malt ein Geburtstagsbild für seine Schwester und ist so schrecklich traurig dabei, daß wir Eltern nach kurzer Beratung unser süßes Geheimnis preisgeben.

Und so vervollständige ich sein Bild. Er hatte uns drei und das Grab gemalt und ich male in Mamas Bauch wortlos ein Baby hinein. »Das ist falsch, Mama, die Linda ist doch da, unter dem Kreuz!« »Ich weiß, mein Schatz!« »Warum malst du das dann?« Ich lächle nur und streiche ihm übers Haar. Und da begreift er! Er küßt mich, springt vom Stuhl, hüpft durchs Zimmer und schreit ein ums andere Mal: »Juhu, wir bekommen wieder ein Baby!« Von diesem Tag an ist er nie wieder deprimiert, lebt nur noch für den September, fürs Baby.

Ein Jahr später hänge ich wieder an einem CTG, drehe beinahe durch. Auf jeden Herzton lausche ich angespannt, immer auf Schreckliches gefaßt.

Wir sind so isoliert mit unserem Problem, wer kann uns helfen, hat Erfahrungen wie wir, wer kennt die richtigen Worte?

In der Buchhandlung höre ich bedauernd: »Totgeburten? Nein, da haben wir nichts im Verzeichnis.« Schade, wir hatten auf einen Ansatzpunkt gehofft.

Eineinhalb Jahre später. Bei unserem dritten Baby besteht ab der 25. Woche die Gefahr einer Frühgeburt. Diesmal finde ich Lektüre. Ein einziges Buch gibt es, geschrieben von einem betroffenen Vater, der auf dem Bückermarkt auch leer ausging und deshalb beschlossen hatte, die Geschichte seiner Tochter niederzuschreiben.

Wenn ich über das Erfahrene rede, schreibe – ist das dann Masochismus, Selbstmitleid oder Problembewältigung?

Was schlimm ist: wir haben kein Foto unserer ersten Tochter. Als Lutz zwischendurch nach Hause ging, und ich ihm nachrief, war er schon weg. Und er überlegte sich das gleiche und traute sich nicht. Heute bereuen wir es beide.

An manchen Tagen, eigentlich den meisten in der Anfangszeit, bin ich so antriebslos, daß es mich eine wahnsinnige Überwindung kostet, die einfachsten Dinge zu tun. Kaffee kochen, Tisch abräumen, einkaufen, überhaupt aus dem Bett zu kommen. Wie gut, daß Bastian da ist. Er zieht mich mit, zwingt mich, ein normales Weiterleben wieder zu erlernen.

Schrecklich, andere Mütter mit ihren Babies zu sehen, ihren stolzen Blick, ihre Erzählungen zu hören – und selbst nichts erzählen zu können. Denn ich kann ihnen nicht mit meinem Schmerz die Freude dämpfen. Also bin ich schweigsam, und manche mag sich gewundert haben, warum ich ihr Baby nicht süß finde und mir sein erster Zahn gänzlich gleichgültig ist.

Was mir völlig abhanden gekommen ist: meine Kreativität. Immer habe ich gemalt, photographiert, gebastelt, gestrickt ... vielleicht würde es mich ablenken, mir helfen. Aber ich bringe nichts mehr zustande, mir fehlt jede Motivation.

Wie schwer ist es, mit dem geliebten Partner immer über alle »Tiefs« zu sprechen! Ist er gerade in Hochstimmung, nehme ich mich zusammen, wie man so schön sagt. Ich schiebe dann meine Tränen auf das Buch in meiner Hand.

Ich kann doch nicht so egoistisch sein und meine Bedürfnisse über die seinen stellen. Ich darf ihn nicht ständig mit meinen Stimmungen konfrontieren, obwohl es mir manchmal schwerfällt, dann interessiert über etwas anderes zu sprechen.

Vielleicht habe ich hiermit einen großen Schritt vorwärts getan in meiner Trauer. Ich habe aufgehört, auf Trost, Anlehnung und Hilfe zu vertrauen. Ich nehme mich selbst bei der Hand, habe neu keimendes Selbstvertrauen.

Lutz versucht, mich immer wieder zu überreden, abends alleine auszugehen, frische Luft zu schnappen, auf andere Gedanken zu kommen. Aber so weit bin ich noch nicht. Ich bin noch nicht stark genug dafür.

In dieser Zeit freuen wir uns immer sehr über abendliche Gäste. Sie schaffen es meistens, eine wohltuende Brise wehen zu lassen. Manchmal sauge ich ihre Erzählungen begierig auf, sind es doch normale Alltagsbegebenheiten, nichts Tragisches . . .

Wenn wir dann so sitzen und Späße machen, kann es vorkommen, daß ich darüber erschrecke. Natürlich hat unser Lachen nichts mit Vergessen oder Gefühlslosigkeit zu tun. Es gibt genügend andere Religionen, deren Anhänger nur kurze Zeit trauern. Der Schritt in die bessere Zukunft und das Selbstmitleid der Angehörigen . . . ein großes Thema.

Wenn ich jetzt, ein Jahr später, vor dem Spiegel stehe, sehe ich ganz allmählich wieder ein Gesicht, das mich an mein altes erinnert. Nie vergesse ich den Schreck, als ich am Morgen nach der Geburt in der Toilette mein Gesicht sah. Schlohweiß, tiefe Falten, stumpfe Augen, Jahre gealtert in einer Nacht.

Ganz langsam hat sich alles wieder gelockert, gelöst, mit jedem Schritt vorwärts wurden meine Züge wieder weicher. Ich werde äußerlich und innerlich nicht mehr die alte sein, das ist unmöglich. Aber die steinerne Maske gehört der Vergangenheit an.

Ich weiß noch ganz genau, was ich an diesem 22. März anhatte, und es kostet mich große Überwindung, diesen Rock, diese Bluse in der jetzigen Schwangerschaft wieder anzuziehen. Nicht, daß ich abergläubisch bin, aber die Erinnerung ist noch zu deutlich.

Im Frühling nach Lindas Tod gebe ich viel Geld für Setzlinge und Blumen aus. Ich bin ständig im Garten beschäftigt und habe ein großes Bedürfnis nach körperlicher Betätigung, frischer Luft und nach dem Erwachen der Natur. (Als ob das den Verwesungsvorgang des kleinen Körpers da unten mildern könnte!)

Manchmal habe ich regelrechte Putzanfälle. Fenster, Gehweg, Teppich, Türrahmen, Lichtschalter, alles wird wie wild bearbeitet.

Es häufen sich Situationen, in denen ich mir überlege, wie ich wohl mit der Trauer um ein Elternteil fertig werden würde. Aber ich bin noch nicht so weit und schnell schiebe ich den Gedanken beiseite.

Manchmal schießt mir durch den Kopf: »Wenn ich mich jetzt mal so richtig betrinken könnte . . .«, aber dann muß ich schmunzeln, denn das wäre ein schlechter Film und dies hier ist nun mal mein Leben. Und so habe ich es nie getan.

Heute erzähle ich Lutz, daß ich an diesem Buch arbeite, und er schaut mich längere Zeit sprachlos an. Doch er findet es gut, bewundert meine Kraft, meinen Mut.

Meine größte Angst ist, daß ich Lindas Gesichtchen aus der Erinnerung verlieren werde. Stundenlang sitze ich mit dem Zeichenblock im Garten und bemale Blatt um Blatt.

Nach Wochen gebe ich ernüchtert auf, vielleicht soll sie nicht konkret sichtbar sein, sondern in meinem Herzen ihren sicheren Platz haben.

In der Zeit der drei Fehlgeburten hatte ich kaum einen anderen Gedanken als »ich will aber auf jeden Fall noch ein Kind haben«. Ich haderte beim Spülen, beim Kochen, im Kino, . . .

Ich war besessen von diesem Gedanken. Ich machte mir keine Vorwürfe, fühlte mich nicht elend, trauerte kaum. Noch war es kein »Kind« gewesen, ich hatte noch keine Beziehung zu ihm aufgebaut. Ich glaubte fest an den Zufall und die Statistik. Ich suchte nicht nach Gründen für den Abort.

Meine Freundin sagte mir immer wieder: »So verkrampft wie du bist, wird das nie was!« Ich wußte, daß sie recht hatte, aber ich war einfach verrückt danach, noch ein Baby zu haben. Doch trotz allem war ich nicht launisch oder schwierig für die anderen.

Und ich klammerte mich an Bastian, war unsagbar froh, ihn zu haben, band mich gefühlsmäßig noch enger an ihn. Ich frage mich heute, ob er nach Lindas Tod aus Trauer in mein Bett kam oder weil er meine Klammeraffenliebe spürte. Ich jedenfalls war froh über jede Nacht, die er an meiner Seite verbracht hat.

Vielleicht habe ich ihn damit ausgenutzt. Denn seine Nähe und Wärme waren mir natürlich Ersatz. Ich hoffe, ich habe ihm und unserer Beziehung damit nicht geschadet. Andererseits bin ich so ehrlich, es mir selbst einzugestehen, und so sehe ich keine Gefahr für uns.

In der Humangenetik

Der Frauenarzt rät uns, trotz des Berichtes aus der Pathologie, zu einer genetischen Untersuchung, vor allem wegen der Kombination Fehl- und Totgeburt, und vermittelt uns einen Gesprächstermin. Wir stehen dieser »Aktion« ziemlich skeptisch gegenüber, versprechen uns nichts besonderes davon, haben auch ein wenig Angst, über alles zu sprechen.

Als wir auf dem Uni-Gelände die richtige Adresse gefunden haben, verschlägt es uns kurz die Sprache. Die Abteilung für Humangenetik hebt sich deutlich ab. In allen anderen Bereichen des großen Gebäudes werden nämlich Tierversuche gemacht. Vielleicht sind wir überempfindlich, doch uns kommt das ganze leicht makaber vor, erinnert uns an einen Science-fiction-Film.

Andererseits hat es den großen Vorteil, daß unser Besuch hier an der Uni neutralen Charakter annimmt. In einer Praxis wären die Assoziationen zu stark, hätte ich ein Krankheitsgefühl.

Der beratende Arzt ist freundlich, sachlich, emotionslos. Selbst als er hört, daß die Entbindung erst zwei Wochen zurückliegt, hat er kein persönliches Wort für uns. Im Gegenteil, er ist sogar ungehalten darüber, daß ihm unser »Fall« vom Gynäkologen als dringend geschildert wurde, und meint: »Wenn mir das bekannt gewesen wäre, hätten Sie erst in zwei Monaten einen Termin bekommen. Da gibt es genug Leute, die dringender auf ein Gespräch warten als Sie. Aber nun sind Sie schon da . . . !«

Er als »Forscher« mag sicher recht haben. Für uns war diese sehr direkte Äußerung ein neuer Beweis dafür, daß Menschlichkeit in der Wissenschaft keinen oder zumindest nur einen kleinen Stellenwert einnimmt.

Also nimmt er uns Blut ab für die Chromosomenbestimmung. Und dann wird Ahnenforschung betrieben. Lutz und ich müssen genaustens Bescheid wissen: Wer hat wen geheiratet? Wieviele Kinder? Alter aller beteiligten Personen? Krankheiten? Auffälligkeiten? Geisteskrankheiten? Operationen? Todesursachen? Inzucht? (Daheim setzten wir die Fragerunde fort: Lieblingsspeise? Schuhgröße? Parteizugehörigkeit? Wir konnten schon wieder darüber schmunzeln!)

Zu unserer Beruhigung bringt weder die Ahnenreihe noch die Blutuntersuchung einen negativen Anhaltspunkt: »Einem weiteren Kind steht aus unserer medizinischen Sicht nichts im Wege. Die psychische Belastung und deren Folgen müssen natürlich Sie tragen.«

Der Arzt rät uns noch von einer eventuellen Choriozotten- und Fruchtwasseruntersuchung ab, weil wir zu seinen Befunden nichts Zusätzliches erfahren würden.

Hat er uns Glück gewünscht? Aber nicht doch!!!

Beim Jugendamt

Als wir vier Monate nach Lindas Tod begannen, eine neue Schwangerschaft zu wagen, wurden wir zweimal bitter enttäuscht. Vielleicht waren sich Körper und Geist noch nicht einig, vielleicht war die Entscheidung noch nicht ausgereift, vielleicht war es wieder Zufall – jedenfalls endeten zwei »Treffer« wieder in der Frauenklinik.

Als ich nach der letzten Ausschabung (ausgerechnet am Nikolaustag!) wieder aus dem OP kam, war ich sehr verzweifelt. Uns war klar: dies war der letzte Versuch gewesen. Wir gaben auf. Der Traum von einem Geschwisterchen für Bastian sollte anscheinend nicht in Erfüllung gehen.

Aber der Wunsch war so stark, daß wir begannen, uns über eine Adoption Gedanken zu machen.

Wir hatten beide keine Vorbehalte, allerdings unterschiedliche Vorstellungen. Ich wollte gerne ein größeres Kind, damit der Altersunterschied zu Bastian nicht so gravierend wäre. Lutz wiederum wollte möglichst einen Säugling annehmen, um alles so normal wie möglich zu erleben. Er hatte auch Angst vor den Erfahrungen, die ein größeres Kind bereits geformt hätten. Dafür wollte er gerne eine noch längere Wartezeit in Kauf nehmen. In langen Gesprächen versuchten wir, uns die möglichen Probleme bewußt zu machen, dachten an Bastian, Verwandte, Freunde und ihre Reaktionen.

Über diesen Gesprächen lag immer eine eigenartige Spannung. Wir diskutierten über das Für und Wider, über die Vor- und Nachteile eines kleinen Menschen, den wir vielleicht einmal kennenlernen sollten. Immer wieder brachen wir die Gespräche ab, weil wir uns vorkamen wie beim Kleideraussuchen im Katalog oder beim Einkaufen im Supermarkt. Es ging doch um ein Kind und nicht um eine

Ware! Sachliche Fragen, deren Antworten auf Gefühlen basieren – wie kann so etwas zusammenpassen?

Was uns besonders belastete, war dies: wir wollten ein Kind in unserer Familie aufnehmen und mußten warten, bis irgendwo etwas Schlimmes passierte oder irgendwo katastrophale Verhältnisse herrschten. Ganz krass gesagt: damit unser Wunsch in Erfüllung gehen konnte, sollte ein Kind Waise werden oder die Qual einer zerrütteten Familie erleiden?

Dies alles kam uns so unmenschlich, so absurd vor. Aber es gab keine andere Möglichkeit. Und so schoben wir alle Gedanken beiseite und meldeten uns beim Jugendamt für einen Gesprächstermin an, der noch in der Adventszeit zustande kam.

Wir waren zwar nicht besonders aufgeregt, betraten das Büro jedoch mit gemischten Gefühlen. Teilweise kannten wir den Fragenkatalog und wußten, welche Antworten erwartet wurden und welche unsere Vertrauenswürdigkeit untergraben hätten. Also versuchten wir, all dies zu vergessen und einfach als Lutz und Angela hineinzugehen. Nervosität ist natürlich, aber jede Form von Unehrlichkeit oder Imagepflege wäre idiotisch. Das ist auch nicht unsere Art.

Und dann lief alles relativ leicht, unverstellt und unproblematisch ab. Eine reizende Dame erwartete uns, die gleich durch ihre Offenheit alle Aufregung fernhielt. Sie formulierte zu unserer Verblüffung genau unsere Gedanken und gab der Hoffnung Ausdruck, daß wir alle drei unvoreingenommen und angstfrei miteinander umgehen könnten. Natürlich seien wir von ihrem Urteil abhängig, aber zwischen dem heutigen Tag und einem Antrag lägen noch mehrere Besuche – also: keine Panik!

Und so kamen wir ins Erzählen, blieben aber schnell an dem einzigen, für uns unklaren Punkt hängen: wie verläuft der »amtliche« Weg zwischen Antrag und Adoption?

Sie erzählte Folgendes: am Anfang stehen viele Besuche und Gespräche, bei denen sie sich von uns als Einzelpersonen, aber auch von uns als Ehepaar ein Bild macht. Erst wenn sie keinen Zweifel an unserer Vertrauenswürdigkeit hat und unser Adoptionswunsch noch besteht, werden wir in ihre Kartei aufgenommen. Und dann beginnt das lange Warten.

Denn sie entscheidet, ob das Kind, das eine Familie sucht, zu uns passen könnte – und umgekehrt. Dabei wird ein Treffen verabredet, bei dem wir das Kind »rein zufällig« kennenlernen. Und erst danach wird vielleicht ein Versuch gewagt. Natürlich zunächst auf Probe. Und dann und dann und dann ... Jedenfalls hatte sie unseren entsetzten Blick gesehen und meinte: »Das zieht sich manchmal über Jahre hin!«

Am Ende unseres Gespräches bekamen wir Formulare, Broschüren und ein herzliches Lächeln mit der Aufforderung: »Sprechen Sie noch mal in Ruhe darüber und rufen Sie mich wieder an!«

Zuerst sprachen wir gar nichts. So langwierig hatten wir uns die Prozedur doch nicht vorgestellt. Also beschlossen wir, erst im neuen Jahr wieder darüber zu sprechen. Wir verdrängten jeden Gedanken und jede Entscheidung.

Aber das neue Jahr begann überraschend anders. Seitdem unsere Entscheidung über eine weitere Schwangerschaft gefallen war, wartete ich nur noch auf meine Periode, um wieder die Pille nehmen zu können. Ende Januar lag ich wieder einmal auf dem verhaßten Stuhl und es spielte sich dieses kurze Gespräch ab: »Sie wollen wieder die Pille?« »Ja!« »Sie brauchen keine Pille!« »Weshalb?« »Sie sind in der 7. Woche schwanger!«

Schon wieder schwanger

»Oh nein, ich will doch gar nicht mehr!« »Sie sollten sich freuen, andere Frauen werden überhaupt nicht schwanger, obwohl sie es wollen. Bei Ihnen klappt es wenigstens.«

Gedankenchaos:
Warum?
Ich wollte doch wirklich nicht mehr!
Ich habe keine Kraft dazu!
Ich verliere es doch eh wieder!
Uns bleibt auch nichts erspart!
Mein Körper schafft das nicht!
Was wird Lutz dazu sagen?

Durch einen Nebel dringt die Stimme von Dr. A.: »Wir probieren mal was Homöopathisches. Zur Beruhigung. Zur Festigung. Und viel Ruhe bitte. Und am besten gar nicht dran denken! Wenn was ist, rufen Sie an!«

10. Woche. Absolute Panik – Schmierblutung – ich hab's ja geahnt – dabei hab' ich nur Stiefmütterchen eingepflanzt – bin immer ruhig und »brav« geblieben – ich will nicht ins Krankenhaus – schon wieder Narkose – armer Bobby. Ab ins Auto, auf nach Tübingen, die Situation ist mir so bekannt!

»Beruhigen Sie sich doch! Jetzt schauen wir erst mal nach, das hat wahrscheinlich gar nichts zu bedeuten.«

Ergebnis: In der Vagina ist kein frisches Blut mehr, keine Wehen, die Sonographie zeigt nichts Beunruhigendes. In diesem frühen Stadium ist sowieso kaum etwas zu erkennen. »Kommen Sie nächste Woche wieder – und denken Sie dran: jede Aufregung schadet dem Kind. Sie haben doch gar keinen Grund dazu.«

(Mein »guter« Doktor hat übrigens keine eigenen Kinder.)

Also fahre ich wieder nach Hause – ganz ruhig – klare Sache – kein Grund vorhanden, alle zehn Minuten ins Höschen zu sehen – kein Blut – kein Ziehen – von wegen, ich hab' tausend Gründe – an etwas anderes denken – mir fällt leider nichts anderes ein – ach Linda, wenn du da wärst, würde ich jetzt mit dir hier liegen – Tränen, Schluchzen – schnell nachschauen – kein Blut – ablenken – lesen? klappt nicht – Musik? geht mir auf die Nerven – Fernsehen? Dr. Welby und die Wöchnerin – essen? lieber nicht, macht dick – trinken? lieber nicht, beim Pinkeln könnte wieder Blut dran sein – telefonieren? Über was denn sprechen?

Endlich ist es halb zwölf und Bastian kommt vom Kindergarten. Er tut mir gut.

Ihm geht's auch gut. Mama hat den ganzen Tag für ihn Zeit. Wir lümmeln auf unserer Wohnlandschaft herum, schmusen, lesen, spielen. Er lernt in dieser Zeit Dame und Backgammon. Die Katze liegt dabei – eigentlich ist alles doch ganz idyllisch. Doch der Schein trügt.

Abends, wenn Lutz heimkommt, muß er sich zwar nicht um Frau und Sohn kümmern, denn: »Ich bin ganz leergespielt, Papa, tut mir leid für dich!«, aber es bleibt viel Arbeit für ihn liegen. Eigentlich alles, außer Kochen. Nach einem Zehn-Stunden-Tag kommt er oft erst gegen 21 Uhr zum Ausruhen. Er tut mir so leid, ich habe Gewissensbisse, andererseits auch sein strenges Verbot, etwas zu tun.

Klar, daß ich abends nicht viel über meine Ängste rede, und er spricht mich auch selten darauf an. Nach zwei Wochen absoluter (!) Ruhe gehen wir das erste Mal abends aus. Ganz ruhig natürlich. Es tut gut, »normales« Leben zu spüren. Ich komme mir schon richtig krank vor.

Langsam normalisiert sich alles wieder. Ich mache viel Autogenes Training, und nachdem über Mikrophon die ersten Herztöne laut und deutlich durch die Praxis schallen, stabilisiert sich auch meine Psyche.

Unsere Eltern rufen häufig an, zeigen ihre Anteilnahme, versuchen mich abzulenken. Alle vier sind so lieb, obwohl auch sie gegen eine weitere Schwangerschaft waren. Unsere Freunde sind zurückhaltend, der Schock von Linda ist noch bei allen zu spüren.

Ich werde wieder lebenslustiger (außer mein Linda-Kummer überwältigt mich), bin wieder mobil, fürchte mich nicht mehr vor jedem Schlagloch, wir machen unsere geliebten Ausflüge auf dic Schwäbische Alb. Nach einem wundervollen Konzert von Narciso Yepes geht es mir wieder prächtig.

Aber nicht lange. In der 16. Woche geht alles wieder von vorne los. Ich backe gerade Kuchen für Lutz' Geburtstag – ein stechender Schmerz, viel frisches Blut, Herzrasen, Kreislaufprobleme ... Unsere Nachbarin ist eine reizende »Vollblut-Hebamme«. Zwei Stunden lang sitzt sie bei mir, Blutungen und Tränen hören wieder auf. Wieder zwei Wochen Bettruhe. Dieses Mal mit Haushaltshilfe. Die Belastung für Lutz wird zu groß.

Die Schwangerschaft ist fürchterlich. Ungewollt. Dann akzeptiert. Bewußt positive Gedanken. Nur nichts beeinflussen. Störende Blähungen, beinahe so stark wie Wehen. Die Mutterbänder schmerzen. Lindakummer an ihrem ersten Todestag.

Zwei Mal wöchentlich renne ich total hysterisch zum Frauenarzt, weil ich nur mal eben die Herztöne hören möchte – es ist zum Verzweifeln, und doch darf ich es nicht. Woher soll ich all die Kraft nehmen?

Doch schlagartig ändert sich vieles. Wir haben endlich Bastian von dem »neuen« Baby erzählt. Dieses ständige Ausruhen muß ihm doch eigenartig vorkommen. Sein »Mama, du wirst langsam dick!« ist ein guter Ansatz für neue Babygespräche. Er freut sich riesig, lacht und tanzt und gibt mir neuen Mut. Ich beginne eine Reflexzonentherapie und kann mich einer sehr lieben Bachblüten-Expertin anvertrauen. Meine ominösen Bauchschmerzen verschwinden tatsächlich. Nur die Mutterbänder plagen mich bis zum Ende. (Lange nach der Entbindung findet sich das eigentliche Übel: Verwachsungen meiner Blinddarmnarbe, die mit Akupunktur »weggeblasen« werden.) Kaum ein Tag, an dem es mir körperlich wirklich gut geht.

Zudem bewegt sich unser Baby. Noch ruhiger als Linda, aber ach so herrlich!

Nachdem ich in den letzten Monaten doch immer wieder mal den Weg zu »meinem« Gott gefunden habe und nicht mehr zürnte, bin ich ihm jetzt sehr dankbar für jedes Strampeln. Meine Gedanken werden wieder Gebete, obwohl ich dachte, ich würde nie mehr beten können.

Die allerbeste Entscheidung traf ich in der 19. Woche – ich wechselte den Frauenarzt. Zu lange hatte ich gezögert, nicht erkannt, wie sehr mich die milde Nachsicht, so manche verständnis-lose Bemerkung ... belasteten. Niemand in dieser Praxis hatte eigene Kinder, niemand konnte mich verstehen. Also nahm ich die Parkplatzsuche auf mich und ging wieder zu dem Arzt, der auch schon Bastian im Bauch betreut hatte.

Hätte ich es nur früher getan! Jede werdende Mutter, besonders aber jemand mit meiner »Krankengeschichte« braucht einen warmherzigen, menschlichen Arzt. Seine Betreuung sollte über Urin-, Blutproben und die Sonographie hinausgehen. Technik ja, aber ein ehrliches Leuchten in den Augen bei einer positiven Untersuchung kann nichts ersetzen.

Professor R. und seine Helferinnen gaben mir (zusätzlich zu den Bachblüten) den Mut und die Ruhe, drei Wochen Urlaub am Plattensee zu machen.

Und selbst dann, als sich in der 25. Woche der Muttermund öffnete, starke Vorwehen einsetzten und die Gefahr einer Frühgeburt bestand – er hatte immer die richtigen Worte für mich.

Er machte sich offen Sorgen, verheimlichte nichts, und trotzdem hatte ich nie solche Beklemmungen und Panikzustände wie zu Beginn der Schwangerschaft.

Für mich hieß das natürlich wieder »Ruhe«. Der Sommer war phantastisch, und ich lag schon morgens um neun Uhr im Liegestuhl und fand es eigentlich ganz herrlich – wenn nicht – ach ja . . . In diesen Wochen beschloß ich, dieses Buch zu schreiben.

Ich hatte Zeit, dachte viel an Linda, auch an das Baby in meinem Bauch. Ich mußte mir ein Sprungbrett schaffen von der Vergangenheit über ein Vakuum über die Gegenwart in die Zukunft.

Es war ein guter Weg – still unter meinem riesigen Birnbaum –, meine beiden Mädchen miteinander vertraut zu machen, aber auch wieder zu trennen. Zwei Kinder, zwei Leben, zwei Wege.

So schwer zu denken: »Linda, mein Kleines, du kannst nicht da sein. Aber hier ist deine Schwester oder dein Bruder. Ich wage nicht, mich darauf zu freuen, aus Angst, du könntest es mir übelnehmen. Machst du mir Vorwürfe? Verzeihst du mir? Wie kann ich nur euch beide lieben? Linda, gib mir meine Freiheit wieder durch diese, unsere Geschichte. Hilf mir von dort, wo du bist, ich habe es so schwer!«

Instinktiv hatte ich den richtigen Weg gewählt. Meine Schwangerschaften, meine Kinder, mein Innerstes, alles wurde heller und lichter.

Langsam ließ ich Gedanken an eine erfolgreiche Entbindung, ein lebendes Baby, ein »Danach« zu. Ich dachte nicht mehr nur bis zum nächsten Tag, ich erlaubte mir täglich ein wenig mehr Freude. Denn bisher hatte ich als Schutzmechanismus kühle Sachlichkeit vor Muttergefühle gestellt. Zu groß war meine Angst, wieder enttäuscht zu werden. Wieder einmal nicht Leben zu geben, sondern Tod zu bringen. Wieder zu »versagen«. Wieder zu erleben: »alles umsonst«. Wieder »damals« anfangen zu müssen.

Den Menschen um mich herum erging es kaum besser. Nur wenige wagten Fragen oder hoffnungsfrohe Wünsche. Nicht nur für mich war es eine harte Zeit, das weiß ich.

In Ungarn hatten wir uns das erste Mal daran gewagt, einen Bubennamen zu überlegen. Hannah, der Mädchenname, stand ja schon lange fest. Bei einer unproblematischen Schwangerschaft genießt man diese Vorfreude meist schon recht früh. Doch unsere Angst hielt uns von allen babybezogenen Planungen ab. Wir fanden auch keine Kosenamen, es hieß nur »Baby« – und ich war »König Dickbauch«. Das war schon das äußerste der Worte. So viele Probleme! Ungeahnt, ungeplant, ungesehen.

In der 31. Woche konnte ich bei einer Sonographie selbst erkennen, daß Joschka ziemlich sicher eine Hannah werden würde. In der 34. Woche ging ich plötzlich Babykleider einkaufen. Eigentlich wollte ich – verständlicherweise – vor der Entbindung keinerlei Vorbereitungen treffen. Doch der offene Muttermund und die Hoffnung, daß Hannah auch als Frühchen gute Überlebenschancen hätte, ließen mich meinen Gartenurlaub unterbrechen. Ich kaufte einen Berg rosa Strampelhöschen. Dies war ein wichtiger Tag für mich!!!

Wir gestalteten eine Geburtsanzeige, und endlich betrachtete ich die Schwangerschaft nicht mehr als wissenschaftlich-medizinische Angelegenheit, sondern wurde langsam Mutter.

Alles sollte nun gut sein, harmonisch, normal und unkompliziert. Eine Woche später mußte ich mitten in der Nacht den Notarzt rufen, der meinen Mann in die Klinik brachte. So platzte wieder eine Seifenblase. Bis zur 39. Woche lief ich zwischen Innerer Medizin, Gynäkologie, Kindergarten und Zuhause hin und her, riesige Sorgen um Mann, Bastian, das Baby – und, wenn Zeit blieb – um mich.

Als es Lutz besser ging, wurde ich wieder ruhiger. Die Gespräche mit Hannah änderten sich: »Also gut, wenn du willst, von mir aus...« Doch Hannah blieb. Der Muttermund seit der 28. Woche vier Zentimeter eröffnet, ständige Wehen, zweimal Fehlalarm ... Am errechneten Geburtstermin (als Lutz wieder seinen ersten Arbeitstag gehabt hätte), um halb sieben Uhr, weckte sie mich rüde. Bei der vorletzten Preßwehe brach nochmals alles über mir zusammen und ich schrie: »Nein – ich will nicht – es soll drin bleiben – es ist wieder tot!« Um acht Uhr sagte sie uns »Guten Morgen!«

Ein Normkind – als wäre nicht geschehen.

Zwei Jahre danach

Heute waren wir auf dem Friedhof und haben Linda einen Geburtstagskuchen, zwei Kerzen und eine Badeente als Geschenk gebracht. Hannah war mit dabei und setzte mit ihrem Babygeplapper wieder einmal ein lächelndes Zeichen der Hoffnung. Wer denkt außer den Familienangehörigen noch an Linda? Von ein paar guten Freunden weiß ich es ganz sicher. Kaum einer spricht noch über sie. Und ich bin ziemlich sicher, daß der »flüchtige« Bekanntenkreis alles schon wieder vergessen hat.

»Angst essen Seele auf«, dieser Filmtitel kam mir in den vergangenen zwei Jahren oft in den Sinn. Doch zum Glück kam es nicht so weit. Oft war ich der Verzweiflung nahe, dachte, es ginge nicht mehr weiter. Doch wir haben alle zusammengeholfen, zusammengehalten und die schwere Zeit in vielen kleinen Etappen bewältigt.

Ich kann keine Tips geben, keine Ratschläge. Ich kann nicht sagen, wie groß die einzelnen Etappen waren. Das alles vollzog sich unmerklich, aber wir haben die Prüfung bestanden.

Ganz langsam gewannen Zuversicht und neue Lebensfreude wieder die Oberhand. Ganz langsam wurden die Gedankenkreise weiter und wurde das Lachen wieder freier.

Die nagende Trauer, der überwältigende Schmerz und das hemmungslose Weinen haben ein Ende gefunden.

Ich sehe manchmal etwas übernächtigt aus, aber es dreht sich deswegen niemand mehr auf der Straße nach mir um. Die tiefen Furchen sind verschwunden, ich bin nicht mehr schlohweiß. Vor kurzem erfuhr in der Spielgruppe eine neue Mutter von Linda und sie reagierte so ungläubig, daß ich weiß: ich habe die tatsächlich erste große Prüfung in meinem Leben bestanden. Ich habe gelernt, positiv weiterzuleben.

Es läßt mich manches noch nicht zur Ruhe kommen, einiges bereue ich zutiefst. Dazu gehört in erster Linie, daß wir uns so schnell von unserer Tochter getrennt haben. Die Obduktion hätte sicher noch einen halben oder einen ganzen Tag warten können.

Ich spreche dem Klinikpersonal nicht seine Gefühle und sein Überwältigtsein ab. Aber in einer Unifrauenklinik kommt immer wieder ein totes Baby zur Welt. Deshalb könnte man doch von den »Professionellen« eine andere Reaktion erwarten. Als wir wieder zur Besinnung kamen, einigermaßen klar denken und Wünsche äußern konnten, war alles zu spät.

Heute erscheint mir alles so einfach. Ich weiß genau, wie es hätte sein können und müssen. Ich hätte mir gewünscht, am nächsten Tag mit Bastian und allen Großeltern ganz in Ruhe Linda in unsere Familie aufzunehmen und uns dann von ihr zu verabschieden. Dann hätten auch die anderen eine Erinnerung an sie gehabt. So ist sie ein anonymes Familienmitglied geblieben. Ich wäre sehr dankbar, wenn uns in der Klinik jemand auf diese Möglichkeit hingewiesen hätte. So schlichen wir am nächsten Tag ohne Gruß hinaus, und es bleibt nur die schreckliche Bedeutung der Worte »zu spät!«

Es hat sich vieles getan, aber traurig sind wir immer noch, denken oft an Linda, sprechen urplötzlich von ihr, sind trotz allem eine Fünfer-Familie. Wir haben und werden sie nicht vergessen. Sie hat unser Leben zu sehr geprägt und verändert.

Drei Jahre danach

Ehe ich die Arbeit an diesem Buch beende, muß ich noch etwas zu Papier bringen, zu dem jede und jeder eine eigene Meinung haben wird.

Ich habe viele Leute erlebt, die nicht mitleidig lächelnd oder kopfschüttelnd und ablehnend reagiert haben. Die zugaben, es sei zwar nicht erklärbar, aber dennoch möglich, vorstellbar. Urteilen Sie selbst!

Eineinhalb Jahre nach Lindas Tod wurde also unser drittes Kind, Hannah, geboren. Endlich gab es diesen Namen in unserer Familie. Schon bei der Geburt, als sie noch zwischen meinen Beinen lag, war sie mir sofort vertraut und bekannt. Nicht ein fremdes kleines Wesen, das ich nun kennenlernen darf. Ich habe sie nicht fragend betrachtet: »Wer bist du?«

Als sie angezogen wieder auf meinem Bauch lag, schauten wir uns in die Augen und zusammen mit dem Glück überkam mich eine große, tiefe Ruhe, die wirklich noch mein Allerinnerstes ausfüllte. Es war mir, als hätte ich Kontakt mit einer unbekannten Welt aufgenommen. Nur einen Lidschlag lang berührte mich etwas Eigenartiges, Fremdes, und ab diesem Augenblick war ich überzeugt: sie ist zu uns zurückgekommen. Ich kann es nicht erklären.

Allerdings höre ich das Heer der Psychologen aufstöhnen, widersprechen.

Natürlich kann man von Wunschdenken reden.

Natürlich kann ich diese absurde Idee auch nur deshalb aufgebaut haben, um Lindas Tod zu verdrängen.

Natürlich drängt sich die Frage auf: »Und wenn es ein Junge geworden wäre, was dann?«

Natürlich ist der Begriff »Reinkarnation« in den meisten Kulturkreisen ein rotes Tuch.

Natürlich kann es sein, daß ich es als Bannkreis gegen mögliche Gefahren, Krankheiten, Kindstod . . . verwende.

Natürlich kann man sagen, daß diese Reaktion von Beginn der Schwangerschaft an in mir festgelegt war.

Natürlich haben Psychologen unzählige wissenschaftliche Erklärungen dafür.

Auch Lutz ist ein sehr vernünftiger, klar und sachlich denkender Mensch, hat Naturwissenschaften studiert. Dennoch hat er in seinem Denken der Mystik ein Plätzchen freigehalten. Er ist zwar nicht genauso überzeugt von Hannahs Wiedergeburt, aber er sagt Folgendes: »Ich denke mir, jeder Mensch hat auf Erden eine oder mehrere Aufgaben zu erfüllen, ehe er stirbt. Weil Linda (das ist Hannah) diese nicht erfüllen konnte, wurde sie noch einmal geboren.« Es ist für mich eine große Beruhigung zu wissen, daß er mich nicht auslacht, daß auch er diese Möglichkeit in Betracht zieht.

Und ganz ehrlich: wie viele Dinge geschehen zwischen Himmel und Erde, die wir nie verstehen werden, die wir nicht einmal kennen?

Fast alle Zweifler und Spötter verstummen, wenn ich ihnen Folgendes erzähle: Schon in der Klinik hat Hannah nachts im Kinderzimmer kaum gebrüllt, lag einfach nur wach da, so daß die Kinderschwester sie mir nicht zum Stillen brachte.

Auch zu Hause war es so. Ungefähr um ein Uhr nachts wurde sie gestillt, danach war sie ruhig und zufrieden, schlief aber selten wieder ein. Sie brauchte allerdings auch meine Anwesenheit nicht.

Und so blieb es, bis Hannah ungefähr ein Jahr alt war. Äußerst selten schlief sie durch, je älter sie wurde, desto intensiver wurden diese Wachphasen.

Natürlich hatte ich auch schon von Kindern gehört, die Tag und Nacht vertauschen. Um auf keinen Fall etwas »heranzuzüchten«, blieb ich meinem Konzept treu: nachts kein Licht, nicht sprechen, nur im Notfall wickeln, keine Spielsachen, keine positive Verstärkung ihres Verhaltens. Aber es änderte sich nichts. Sie war fast immer zwischen ein Uhr und drei Uhr wach. Ich stillte nachts nicht mehr, fütterte zu, aber es war nicht der Hunger, der sie wach hielt. Auch das Eintauschen von Saft gegen Brei bestätigte mich. Wir konnten sie nicht beeinflussen. Bald lachte und quietschte sie nachts. Aber immer zufrieden, und sie schlief meistens von selbst wieder ein. Nur manchmal holte ich sie in mein Bett.

Mit der Zeit ging mir dieses nächtliche Treiben an die Substanz, denn es gelang mir nicht immer, darüberwegzuhören und weiterzuschlafen.

Wir suchten das Gespräch mit Kinderarzt, Hausarzt, Hebamme, den Therapeuten im Freundeskreis, alternativen Medizinern, selbst die Kinesiologie haben wir als Therapie erwogen. Beruhigungstropfen und Tees hatten absolut nicht die beabsichtigte Wirkung. Warmes Zimmer, kaltes Zimmer, mehr Abendbrot, weniger Abendbrot, kein Mittagsschlaf, ein Extra-Spaziergang – wir haben uns wirklich bemüht. Nur wenn sie krank war, schlief sie durch.

Also mußten wir ihr Verhalten akzeptieren und zu ergründen versuchen. So kamen wir auf die einzige uns mögliche Erklärung. Ich hatte sie wohl während der Schwangerschaft durch meinen eigenen unruhigen Schlaf, mein nächtliches Überprüfen »Lebt sie noch?« ans Wachsein gewöhnt.

Und irgendwann waren wir so ehrlich, vor uns selbst zuzugeben, daß diese Schlaflosigkeit (vielleicht? wahrscheinlich?) einen ganz anderen Grund hat. In meiner letzten gemeinsamen Nacht mit Linda schlief ich gegen halb ein Uhr ein und wachte um sechs Uhr wieder auf. Die Obduktion hatte ergeben: der Tod war zwischen ein Uhr und drei Uhr eingetreten.

Lange hat uns der Mut zu diesem Gedankengang gefehlt. Aber dann haben wir uns gesagt: sie ist es wirklich und muß sich selbst davon überzeugen, daß sie noch lebt, daß diese nächtliche Stunde nicht wieder zum Ende führt. Wie sehr sie sich darüber freute, konnten wir deutlich hören.

Oder spinne ich ein wenig? Niemand kann eine Antwort darauf geben. Aber um auf die Zweifler zurückzukommen: nach dieser Erzählung sind manche von ihnen still geworden.

Kann man totgeborenen Kindern ein zweite Chance geben? Ist es wirklich wahr? Vielleicht werden wir es nach unserem eigenen Tod erfahren.

Nachwort

für alle, die gute Nerven haben

(Ansonsten bitte:

überblättern!)

Eine Woche nach Lindas Entbindung ging ich zum Frauenarzt zur Nachuntersuchung. Inzwischen lag der Obduktionsbericht aus der Pathologie vor. Und so fragte mich mein Arzt, ob ich Genaueres über Lindas Tod wissen wollte. Spontan sagte ich ja.

So erzählte er mir, wie ihr Todeskampf (rein medizinisch natürlich!) ausgesehen hat. Ich möchte nicht alles beschreiben, es genügen ein paar Dinge. Zum Beispiel seien durch die Unterversorgung irgendwann die Adern aufgeplatzt und somit sei das Kind verblutet. Andererseits gäbe es das Phänomen, daß die Kinder in dieser Situation merken, sie werden über die Mutter nicht mehr versorgt, und so würden sie selbständig zu atmen beginnen. Also sei sie auch noch ertrunken.

Sehr viel Genaues könne man leider nicht mehr sagen, da der Verwesungsprozeß bei Säuglingen und Kleinkindern schneller einsetzte als bei Erwachsenen.

Spätestens hier hatte ich keine Fragen mehr. Die Vorstellung ist doch zu schauerlich. In welcher Reihenfolge das Ganze nun vor sich ging und was sonst noch dazu kam, das weiß ich bis heute noch nicht. Aber jeder wird mir glauben, daß ich es auch gar nicht mehr wissen will. Andererseits habe ich immer noch nicht den Mut gefunden, nachzuforschen, ob das alles auch wirklich stimmt.

Dies allein ist es, was ich immer noch nicht verkraftet habe, was mir heute noch die Tränen in die Augen treibt, was ich lieber nicht wissen will.

Ich pfeife auf die Pathologie, ich bin die Mutter dieses »Falles« und habe somit keine wissenschaftlichen Ambitionen – nur Gefühle. Und ich fürchte, mit diesen schrecklichen Gedanken werde ich nie ins Reine kommen. Ich fühle mich so schuldig und mies, daß ich keine Worte dafür habe.

Ich möchte alle Ärzte bitten, die dies vielleicht lesen, daß sie nicht so reagieren wie mein Frauenarzt. Er hätte mir nie davon erzählen dürfen. Als ich zustimmte, wußte ich nicht, was auf mich zukam. Er aber hätte sich denken können, müssen, daß keine Mutter der Welt die Nerven für diese Wahrheit hat. Eine kleine Lüge für den Seelenfrieden, der sowieso schon mächtig gestört ist.

Mich wundert nach diesem Wissen nur noch eines: warum kam Linda trotz alledem mit einem so friedlichen Gesicht zur Welt? Nichts paßt da zusammen. Und so hoffe und glaube ich, daß es Gott wirklich gibt und daß er ihr letztendlich über den Kopf strich und so für sie alles wieder gut wurde. Nur so kann ich mit dem Gedanken an ihre, unsere Geschichte leben.

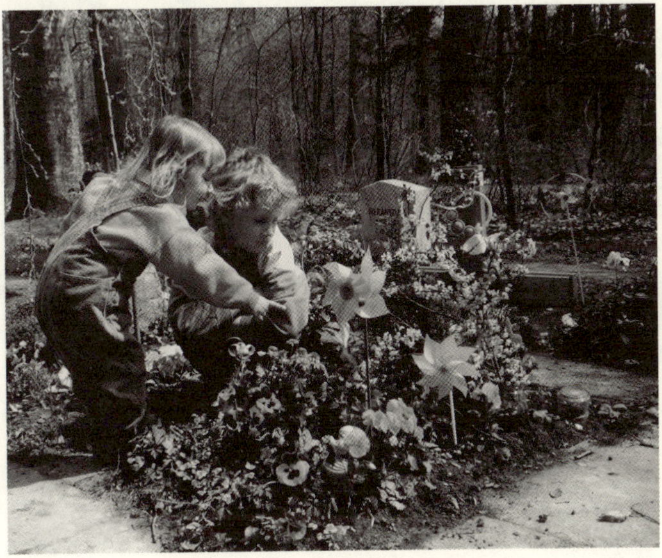

*»Daß der Tod
zu einem integrierten Bestandteil
unseres Lebens werde.«*

Gedanken zu diesem Buch,
aus psychoanalytischer Sicht

Von Mareile Korte-Schraivogel

»Totgeburt weiblich«: Ein Nachwort zu einem so dichten, persönlichen Erfahrungsbericht aus psychoanalytischer Sicht zu schreiben, kann ein fragliches Bemühen sein. Braucht dieses Buch ein Nachwort überhaupt? Spricht es nicht gänzlich für sich selbst? Doch, es spricht für sich selbst. Und Frau Körner-Armbruster beschreibt auch sehr eindrücklich, wie sie selbst einmal in einer Buchhandlung nach vergleichbaren Erfahrungsberichten gesucht hat – und keine fand. Sie versuchte auf diesem Weg, Worte, Begriffe, eine Sprache für das zu finden, was sie selbst noch unklar empfand. »Langsam wachsen aus der Sprachlosigkeit wieder Worte«, schreibt sie später. Aber zunächst ist es genau diese Sprachlosigkeit, die sich breitmacht, wenn eine solche Katastrophe, wie der Verlust des Kindes eine darstellt, geschehen ist. Sicher, dieses Kind hat »nur« im Bauch seiner Mutter gelebt und hat eben nicht das Licht der Welt erblickt. Es gab nie die Beziehung zu dem vom eigenen Körper getrennten Kind. Aber das macht die Auseinandersetzung mit dem Verlust vielleicht noch schwerer, weil es keine Erinnerung an das reale Kind gibt, wie es lebte, wie es lachte oder weinte. Es gibt neben der phantasierten Beziehung »bloß« die Erinnerungen an die Bewegungen des Kindes im Mutterbauch.

Erst wenn wir die Sprache für solche katastrophalen Erfahrungen wiederfinden, können wir sie mitteilen – und sie so *mit* jemandem teilen. Dadurch entsteht die Möglichkeit, nicht mehr mit dem katastrophalen Erlebnis allein zu sein. Die Angst vor der Einsamkeit und dem Alleinsein ist eine der größten Ängste in einer solchen Lebenssituation. Frau Körner-Armbruster beschreibt das, wenn sie schildert, wie sie mit ihrem Schwiegervater in die Klinik fährt und dabei das Gefühl hat, niemand sehe ihr an, daß sie ein totes Kind im Bauch hat. Sie kommt sich so »unwichtig« und deshalb einsam vor. Die Autorin spürt an dieser Stelle wohl, daß das Leben der anderen weitergeht, als wäre nichts geschehen, daß sie selbst aber zu den Ereignissen eine beobachtende Position einnimmt, um ihren eigenen Schmerz zu lindern. Alles läuft dabei wie in Zeitlupe ab. Diese Zeitverzögerung ist ein Merkmal des Schocks, der nicht nur bei körperlichen Verletzungen eintritt, sondern auch bei seelischen Katastrophen. Er schützt das eigene Selbst vor der Wahrnehmung des Schmerzes, der durch ein solches Ereignis ausgelöst wird; es setzt eine psychische Erstarrung ein. Frau Körner-Armbruster beschreibt, sie fühlte sich wie aus Stein, sie funktionierte wie eine Maschine, als sie die endgültige Diagnose und die Realität des Todes ihres Kindes erfahren hatte. Die Erstarrung löst sich erst, als eine ihr vertraute Person, als ihr Mann bei ihr ist. Die Erstarrung ist aber immer wieder eine Wegbegleiterin im ganzen langen Trauerprozeß. Dieses Unlebendigwerden, Erstarren ist auch ein wesentliches Merkmal einer Depression, die am Ende eines mißlungenen Trauerprozesses stehen kann. Dieser Bericht allerdings ist die Schilderung eines gelungenen Trauerprozesses – und insofern auch für Psychologen eine eher ungewohnte Darstellung, weil sie es eben meist mit gescheiterten Trauerprozessen zu tun haben.

Dieses Nachwort soll also auf einer etwas abstrakteren Ebene, mit größerem Abstand betrachtet, Klippen und Gefahren eines Trauerweges aufzeigen. Es kann womöglich anderen hilfreich sein, die ein vergleichbares Schicksal trifft, eigene Erlebnisse und Gefühle (wieder) zu erkennen, zu identifizieren und zu bewältigen. Literatur kann nicht letztlich therapeutisch wirken. Aber sie kann helfen, die Sprache für das eigene Erleben zu finden, die dieses erst mitteilbar macht.

Psychische Probleme entstehen nicht so sehr aus den Ereignissen an sich, sondern aus der Bedeutung, die wir diesen Ereignissen verleihen, wie wir sie also aufnehmen, verarbeiten. Dieses Buch ist ein Beispiel dafür, daß es möglich ist, sich dem psychischen Schmerz und der Trauer um ein Kind auszusetzen, diese ertragen zu lernen und sie schließlich zu einem integrierten Bestandteil des eigenen Lebens zu machen. Denn hinter sich lassen oder vergessen kann man ein solches Erlebnis nicht. Die Narbe im Innern, von der Frau Körner-Armbruster schreibt, bleibt – und mit ihr bleibt die Frage, ob diese Narbe nicht eines Tages wieder aufbrechen wird. Dieses Buch schildert auch, wie das Leben nach einer psychischen Katastrophe sich verändert. Darauf werden wir unter dem Stichwort »Langzeitfolgen« später noch eingehen.

Die Autorin verwendet in ihrem Bericht auch den psychologischen Begriff der Trauerarbeit. Was ist das eigentlich? Weshalb wird dabei von Arbeit gesprochen? Sigmund Freud beschreibt diesen Trauerprozeß in seiner Arbeit über »Trauer und Melancholie«. Im Mittelpunkt des Trauerprozesses steht die Frage, ob die Realität des Verlusts eines geliebten oder, wie in diesem Fall, eines ersehnten Menschen akzeptiert und ertragen werden kann – oder ob diese Realität verleugnet werden muß. Viele psychische Mechanismen dienen dieser Verleugnung, sie dienen dazu, das Selbst vor der Wahrnehmung eines katastrophalen Ereignisses zu schützen und zu bewahren. Der Tod eines Menschen hinterläßt eine Lücke, die sich nicht wieder schließt. Jedes andere Interesse, eben außer dem an der geliebten Person, erlischt. Das eigene Schicksal wird mit dem des Toten verbunden. Dieser Mensch soll um jeden Preis gerettet und bewahrt werden, auch wenn es das eigene Leben kostet. Es findet insofern eine Identifikation mit der geliebten Person statt, die gar *so* weit gehen kann, daß man selber sterben will, um mit ihr verbunden zu bleiben. Wenn also schon akzeptiert werden muß, daß ein geliebter oder ersehnter Mensch tot ist, dann will man ihm wenigstens nahe sein und gleichfalls sterben. Hierin liegt eine Ursache für Suizide und Suizidversuche nach Trauerfällen und Verlusterfahrungen. Ein weiterer Grund kann darin liegen, daß der eigene Tod den unerträglichen Schmerz über den Verlust beenden soll.

Eine andere Möglichkeit, den Tod *nicht* zu akzeptieren, ist die direkte Verleugnung, also die Annahme, der geliebte Mensch lebe weiter, komme wieder, sei auf wundersame Weise gerettet worden und lebe jetzt in einer anderen Stadt, beispielsweise.

Deshalb können mitunter Angehörige die Zimmer ihrer Verstorbenen nicht verändern oder nichts aus deren Besitz weggeben. Diese Identifikation mit dem toten Menschen ist im Falle eines gelungenen Trauerprozesses nur von kurzer Dauer. Frau Körner-Armbruster schreibt, daß sie in der Klinik bei der Geburt *auch* sterben wollte. Aber noch später schildert sie immer wieder Erfahrungen, die sich so beschreiben lassen, daß sie sich tot oder unlebendig fühlte. So etwa, wenn sie schreibt, sie starrte eine halbe Stunde auf den unabgeräumten Frühstückstisch, sie irrte ziellos durch die Stadt, wünschte sich, ewig zu schlafen, oder wenn sie sich fragt, »vielleicht bin ich schon tot? vielleicht ist ein Teil von mir schon gestorben?« Es ist die Phantasie aufgekommen, daß wenn die Realität des Todes des geliebten Menschen schon akzeptiert werden muß, daß man dann sich selber ebenfalls tot wünscht – oder: wenn das Subjekt überleben will, dann muß die Realität des Todes verleugnet werden.

Es ist eine tatsächlich paradoxe Situation entstanden: Die Trauernde muß der geliebten Person *in sich* erlauben zu sterben, obwohl sie in der Überzeugung lebt, dabei *selbst* zu sterben. In einem zweiten Schritt im Trauerprozeß wird dann die Realität des Todes angenommen, und damit beginnt die eigentliche Trauerarbeit. Arbeit deshalb, weil es sich tatsächlich um eine psychische Arbeit handelt, alle Situationen zu erleben, in denen man die gestorbene Person kennen- und liebengelernt hat, und jetzt aber immer wieder aufs neue zu realisieren, daß sie nicht mehr da ist und nie wieder zurückkommen wird. Vielleicht sprechen wir von einem Trauerjahr, weil es ein Jahr dauert, bis wir fast alle Lebenssituationen einmal ohne die geliebte Person erlebt haben. Im Falle eines ungeborenen Kindes handelt es sich eher um eine Auseinandersetzung mit allen Phantasiesituationen, die man sich zusammen mit dem ungeborenen Kind vorgestellt hat, die jetzt aber ohne dieses Kind erlebt werden müssen. Frau Körner-Armbruster beschreibt diese Situationen sehr nachdrücklich. Nach der Totgeburt muß sie alle diese erhofften Stationen ohne Bauch und ohne das Kind erleben und dabei den Schmerz des Verlustes ertragen. Lange Zeit versuchte sie, ihren Bauch, der wieder flach geworden war, nicht wahrzunehmen, anstelle des Bauches sei ein Loch, phantasierte sie, in das auch das Essen falle. Von Trauerarbeit können wir also deshalb sprechen, weil jede einzelne Situation in einem psychischen Sinn schmerzlich durchgearbeitet werden muß. Erst ganz allmählich kann die trauernde Person die Realität des Verlustes und die Erfahrung der Getrenntheit von der geliebten Person akzeptieren und ertragen. Im Falle der pathologischen Trauer tritt das Erkennen der Getrenntheit lange Zeit nicht ein. Die Autorin aber erlebte schon beim Geburtsvorgang, daß jetzt ihr eigenes Leben durch das tote Kind gefährdet werden könne, und sie begann, sich an dieser Stelle zum ersten Mal von ihrem Kind zu lösen.

Handelt es sich bei dem toten Menschen noch um ein Kind, ist der Trauer- und Trennungsprozeß zudem erschwert. Ein Kind wächst in der Mutter heran, ist also wirklich ein Teil von ihr selbst und wird erst mit der Geburt ein getrenntes Wesen. Stirbt dieses Kind vor der Geburt, stirbt in gewissem Sinn wirklich ein Teil der Mutter. Ein Kind vereint so viele Hoffnungen, Phantasien und Wünsche auf sich, so daß diese alle mit ihm untergehen, wenn es stirbt. Das Kind repräsentiert oder symbolisiert im Unbewußten unsere Zukunft, stellt einen Teil von uns dar, der weiterleben wird, wenn wir nicht mehr da sein werden. Stirbt dieses Kind vor uns, so stirbt auch ein Teil unserer Zukunft, unserer Hoffnungen und Wünsche. Die Generationenfolge kehrt sich nahezu um; Resignation und Hoffnungslosigkeit sind oft die psychischen Folgen davon. Ein extremes Gefühl von Hilflosigkeit kann sich ausbreiten, das so unerträglich ist, daß manche Menschen versuchen, sich die Schuld an dem Tod der geliebten Person zuzuschreiben, um dieses Gefühl nur schwer erträglicher Hilflosigkeit zu lindern. Die Frage der Schuld oder Verantwortung wird so zu einer zentralen Frage der Auseinandersetzung mit dem Tod des geliebten Menschen. Die Übernahme von Schuld für den Tod soll die Hilflosigkeits- und Ohnmachtsgefühle mildern. Der Schuldaspekt des Überlebens zeigt sich bei Frau Körner-Armbruster auch daran, daß sie sich schlecht fühlt, als sie irgendwann nach der Totgeburt wieder beginnt, lachen zu können.

Die Schuldfrage ist eine der unbeantwortbaren Fragen, die nach solchen Katastrophen immer wieder auftauchen. Frau Körner-Armbruster und ihr Mann fragten sich unzählige Male: »warum?« Es gibt darauf vielleicht in ihrem Fall eine medizinische Antwort, aber die ist psychisch unzureichend, um als Antwort auf die quälende Warumfrage akzeptiert zu werden. Diese Fragen nach dem Grund, »warum ist es uns geschehen? was haben wir falsch gemacht? weshalb werden wir damit bestraft? wofür werden wir so bestraft?« – sie bleiben unbeantwortbar, oder die betroffenen Menschen beantworten sie ihrer Phantasie oder vorhergehenden psychischen Konflikten entsprechend. Dabei ist auch die Projektion der Verantwortung auf eine andere Person oder, im Sinne religiöser Erfahrung, auf ein höheres Wesen ein häufiger Entlastungsvorgang.

Jeder Tod, ja jede schwer erträgliche Situation mobilisiert in uns selbst die kindliche Sehnsucht nach allmächtigen Elternfiguren, die uns vor dem schlimmen Ereignis bewahren, beschützen oder uns wenigstens trösten und halten sollen. Der Tod berührt unseren eigenen kindlichen Teil, der sich wünscht, von allmächtigen Eltern behütet zu werden. Die Ohnmachtserfahrung, mobilisiert durch den Tod, weckt die Sehnsucht nach allmächtigen Beschützern. Im vorliegenden Buch können wir diesen Prozeß auch erkennen. Die Autorin schildert sehr ausführlich die Reaktionen ihres lebenden Kindes. Sie will natürlich ihren Sohn beschützen und vor Schaden bewahren, kann aber auch an ihm wohl am besten die kindlichen Reaktionen schildern, die wir Erwachsenen verlernt haben wahrzunehmen. Die Autorin schildert insofern vieles mit den Augen eines Kindes, mit den Augen ihres Sohnes. Wenn es um ihr eigenes Erleben geht, wird sie von ihrem Schmerz überwältigt – und sie schildert auch ihre Erlebnisse eher aphoristisch, indem sie einzelne Erfahrungen nacheinander scheinbar unverbunden darstellt. Die Schilderung mit den Augen ihres Kindes verschafft ihr die Distanz zum Erlebten, die erst eine literarische Darstellung ermöglicht.

Deshalb ist auch die Reaktion der anderen eine so entscheidende Erfahrung nach einem Trauerfall. Im Spiegel der anderen erleben wir unsere eigenen Reaktionen noch einmal. Wir erleben auch unsere eigenen Unzulänglichkeiten nochmals viel schärfer eingestellt. Den anderen ist es möglich, über den Todesfall hinwegzugehen, nicht lange zu verweilen. Wir können der Konfrontation nicht aus dem Wege gehen, sie beginnt jeden Morgen nach dem Aufwachen aufs neue oder hat sich schon in der Nacht in Schlaflosigkeit oder in Träumen fest- und fortgesetzt. In der Reaktion der anderen begegnet uns auch die Frage nach dem Trost. Gibt es nach einer solchen Erfahrung einen Trost? Ist es Trost, was wir suchen? Oder suchen wir nicht viel eher jemanden, der auf eine unaufdringliche Art die unerträgliche Erfahrung mit uns teilt? Könnte die Art und Weise des Umgangs des Beerdigungsunternehmens so eine unaufdringliche Form gewesen sein? Die Autorin hebt diesen Umgang jedenfalls besonders hervor. Da war jemand, der nicht sofort tröstet, der nicht hinwegtrösten will, der nichts ungeschehen machen will, indem er sagt, das Kind hätte vielleicht »nur« behindert leben können, vielleicht sei alles besser so. Da war jemand einfach da, der nichts beschönigen mußte, nichts überdecken oder wegschieben wollte.

Wird hier vielleicht im Ansatz deutlich, wie jemand in einer solchen Situation für Menschen hilfreich sein kann, die so schmerzliche Erfahrungen machen müssen, wie sie der Tod eines geliebten oder ersehnten Menschen darstellt? Oft mußte Frau Körner-Armbruster erleben, wie die Realität des Todes ihres Kindes von anderen verleugnet werden mußte – oder auch: daß ihre Vorahnungen nicht ernstgenommen werden konnten. »Geh erst in die Klinik und laß dich untersuchen«, ist nur eine von vielen Reaktionen. Menschen sind oft nicht in der Lage, sich mit so schmerzlichen Gefühlen zu konfrontieren, sondern müssen sich entlasten, hoffen auf allmächtige Beschützer oder lenken sich mit Betäubungen verschiedener Art ab, mit Alkohol, Drogen, Fernsehen etc.

Eine der Langzeitfolgen eines solch tragischen Ereignisses kann die Entstehung einer Erwartung sein, jederzeit könne wieder eine Katastrophe geschehen. Das Hintergrundsgefühl der Sicherheit hat einen Riß oder Sprung bekommen. Dieses Gefühl der Sicherheit, das uns die (wenn auch trügerische) Gewißheit vermittelt, daß alles schon gutgehen wird, daß sozusagen jeden Morgen die Sonne wieder aufgeht und ein Tag wie der vorige sein wird. Es entsteht das unheimliche Gefühl einer anonymen Bedrohung. Einer nicht rational zu begründenden Bedrohung, als ob überall das Unheil lauern könnte. Das für andere selbstverständliche Gefühl von Gewohnheit und Alltag, die Sicherheit vermitteln, hat sich unmerklich verändert. Es entsteht das Gefühl, sich von anderen zu unterscheiden, sich nicht mehr verbunden zu fühlen. Frau Körner-Armbruster schildert diese Veränderung bei ihrem nächsten Kind, ihrer Tocher Hannah. Sie versucht abends oder nachts zu hören, ob das Kind noch atmet, wenn es schläft. Ein Verhalten, das fast alle Eltern kennen, das bei ihr jedoch eine andere Bedeutung bekommen hat, das bedrohlicher, dunkler und unheimlicher wirkt. Nach einer solchen persönlichen Katastrophe, wie dem Tod eines Kindes, ist die Gewißheit verschwunden, daß die Katastrophen den anderen geschehen, daß wir davon bloß in der Zeitung lesen oder in den Nachrichten hören und sehen. Es ist schon einmal geschehen, warum nicht noch ein zweites Mal? Es gibt kein Buch, in das denn eingetragen würde, wieviel der einzelne schon erleiden mußte, diese Art von Gerechtigkeit gibt es nicht auf dieser Welt. Dieser Sprung im Sicherheitsgefühl heilt nicht mehr, er kann nur im Laufe von Jahren in den Hintergrund treten und somit im Alltag weniger wirksam sein. Dieser Sprung oder Riß ist vergleichbar mit der Narbe, von der die Autorin schreibt.

Diese psychologischen Überlegungen können in der Kürze nur bruchstückhaft sein. Es bleibt aber noch ein letzter Punkt, auf den ich eingehen möchte. Nach der Geburt ihrer Tochter Hannah taucht die Phantasie, ja sogar die Gewißheit bei Frau Körner-Armbruster auf, Linda, die totgeborene Tochter, sei wiedergeboren worden. Sie sagt dazu selbst, daß Psychologen wohl viele Erklärungen für diese Vorstellung haben werden, womit sie natürlich recht hat. Ich stimme Frau Körner-Armbruster nur zu, wenn sie annimmt, daß wir noch lange nicht alle Phänomene zwischen Himmel und Erde kennen und erklären können. Mir geht es auch nicht darum, zu diskutieren, ob eine Wiedergeburt möglich ist oder nicht. Es geht mir vielmehr darum, auf ein Phänomen aufmerksam zu machen, das nach dem Tod eines Kindes öfters in der Literatur beschrieben wurde. Es gibt natürlich den Wunsch der Eltern, das schreckliche Ereignis des Todes eines Kindes ungeschehen machen zu können. Wenn nach einem toten Kind noch ein weiteres Kind zur Welt kommt, liegt es psychologisch nahe, es mit dem toten Kind zu vergleichen oder in ihm das verstorbene Kind zu suchen. In die psychologische Literatur ging dieses Phänomen unter dem Stichwort *replacement child* ein, zu deutsch vielleicht *Ersatzkind* oder *stellvertretendes Kind*. Die Identität des lebenden Kindes wird dadurch mitgeformt, daß die Eltern erwarten, das lebende Kind solle das tote

Kind ersetzen. Bekannt wurde dieses Lebensschicksal bei Albrecht Dürer, aber auch bei Salvador Dali, um nur zwei bekannte Persönlichkeiten zu nennen. Linda sollte eigentlich Hannah heißen. Hannahs Name wurde für ein lebendes Kind reserviert. Die Erwartung, daß Hannah Lindas Leben fortführt oder zum ersten Mal lebt, könnte als ein Versuch der »Wiedergutmachung« gegenüber dem totgeborenen Kind verstanden werden. Sicher ist dieses Problem weniger schwierig bei Hannah, da die Eltern Linda leider nie kannten. Hat das tote Kind auch selbständig gelebt, so prägt es die Erwartung über das nächste Kind sicher noch gravierender.

»Totgeburt weiblich«: Dieses sehr berührende Buch leistet zweifellos einen wichtigen Beitrag zur Enttabuisierung des Todes in unserer Gesellschaft. Sterbende und ihre Angehörigen bleiben bisher mit ihren schmerzlichen Erlebnissen weitgehend allein. Im öffentlichen Bewußtsein spielt der Tod kaum eine Rolle. Ich wünsche diesem authentischen Bericht deshalb viele Leser und ich verbinde damit wie die Autorin die Hoffnung, daß der Tod doch noch zu einem integrierten Bestandteil unseres Lebens werde.

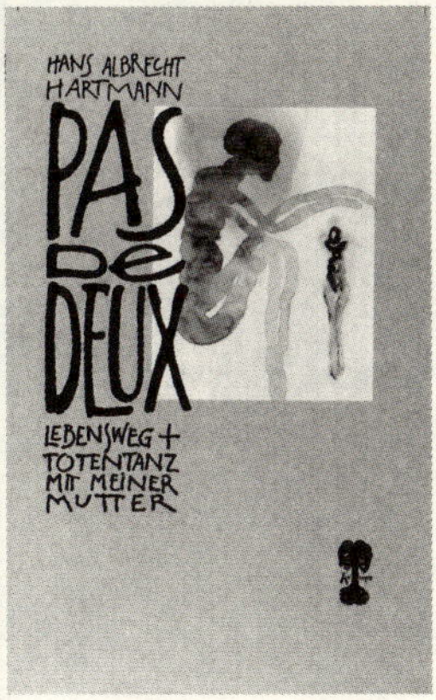

Hans Albrecht Hartmann

Pas de deux.

Lebensweg und Totentanz mit meiner Mutter.

Während Hans Albrecht Hartmann seine krebskranke Mutter ein Jahr lang bis zu ihrem Tod begleitete, entwarf und rekonstruierte er in Gedanken: ihre Biographie – und zeichnete damit auch seine eigene Kindheit und Jugend. Zwischen den Zeiten, zwischen dem Damals und Jetzt, vergegenwärtigt er sich in einem scheinbar nüchtern-gleichmütigen »Parlando« seinen »Pas de deux«, seine Lebenszeit mit der Mutter – bis zu ihrem Sterbetag.

»Pas de deux« mit der Mutter, literarisch gesehen: Ein Sohn stellt sich, aber er verstellt sich nicht, er blendet schreibend nichts aus, was ihm durch den Sinn geht, er glättet weder die mütterliche noch die eigene Vita, er weicht den vielen biographischen »Unebenheiten« nicht aus. Aber er fügt der wirklichen Beziehungsgeschichte von Mutter und Sohn auch nichts Ungelebtes und Ungefühltes hinzu, verzichtet auf jede nachträgliche, bloß »reflektierte« Bewegtheit.

»(...) ein kafkaeskes Theaterstück moderner Medizintechnik, in dem Ärzte, Pflegepersonal, Angehörige und Patienten ziemlich gleichmäßig hilflos reagieren, sobald es um die nächstliegende Frage geht: Wie begleitet man Menschen im Ernstfall zum Sterben?«
Augsburger Allgemeine Zeitung

201 Seiten. br.
29,80 DM / 233,– öS / 31,– sfr
ISBN 3-89308-198-4
(»Attempto Lebenswege«)

Attempto Verlag Tübingen

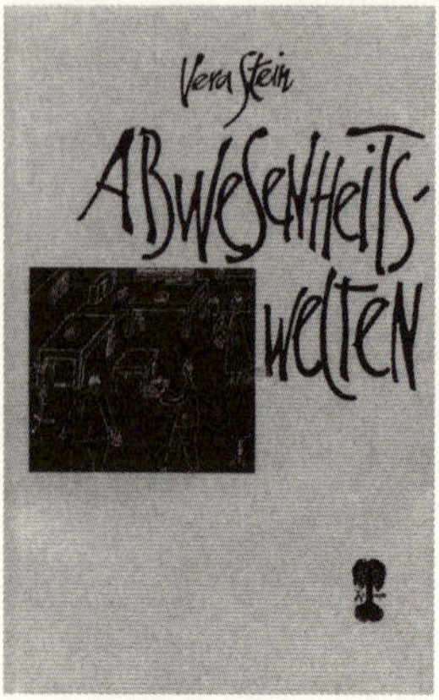

Vera Stein

Abwesenheitswelten.

Meine Wege durch die Psychiatrie.

»Abwesenheitswelten«: dieses Buch ist die ganz reale Geschichte, ist das eindrückliche Dokument, ist sozusagen die psychiatrische Biographie einer jungen Frau, die volle vier Jahre ihres Lebens »hinter verschlossenen Türen« und auch in gänzlich »Geschlossener Abteilung« tatsächlich ver-bringen, buchstäblich ver-leben mußte. Der Verdacht auf »Jugendirresein« leitete für die damals gerade Fünfzehnjährige eine wahre Odyssee der Leiden ein, die mit der späten und glücklichen Entlassung aus der medizinischen Anstalt noch lange nicht vorüber ist.

Vera Stein bietet mit diesem Bericht »Abwesenheitswelten« keine böse, keine enragierte, keine einseitige »Abrechnung«. Unaufgeregt, ganz sachlich und unverstellt, überaus selbstkritisch und immer differenzierend, mit großem Einfühlungsvermögen erzählt sie aus ihrem bewegenden Lebenslauf.

»Dieser autobiographische Psychiatriebericht ist keine Abrechnung mit den hilflosen Helfern. Um so bestürzender liest sich, was die Autorin – alles andere als egozentrisch und selbstgerecht – über die Machtausübung hinter den Anstaltsmauern schreibt (...) über diese Erfahrung von Ohnmacht, Disziplinierung, Verständnislosigkeit.« *Schwäbisches Tagblatt*

194 Seiten. br.
29,80 DM / 233,– öS / 31,– sfr
ISBN 3-89308-166-6
(»Attempto Lebenswege«)

Attempto Verlag Tübingen

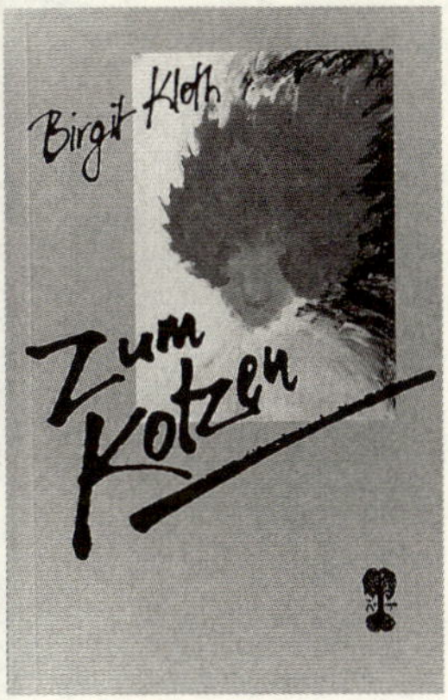

Birgit Kloth

Zum Kotzen.

Die bewegende Geschichte einer bewältigten Eß-/Brechsucht.

»Du sollst nicht fressen und kotzen.«
»Im letzten Aufbegehren gegen meine tödliche Eß-/Brechsucht hortete ich eines Tages einen riesigen Vorrat an Lebensmitteln und schloß die Tür hinter mir ab, um mich allein meiner Krankheit zu stellen. Ich riskierte mein Leben. In Worten hielt ich fest, was mit mir war – und ist. Mein Sohn sollte es erfahren.«
Jahrelang suchte die Autorin auf dem mühsamen, leidvollen Weg aus ihrer *Bulimie, Anorexie* Hilfe in medizinisch, psychologisch und seelsorglich orientierten Institutionen Europas und Amerikas, auch in Praktiken der Heilkunst fremdartiger Kulturen.
Sie entdeckte Wegweiser, bekam Impulse, erfuhr Unterstützung. Sie stieß aber auch auf Unverständnis, Unfähigkeit, Arroganz und Ablehnung. Sie fand kein Wundermittel, keinen Wunderheiler, keine wundersame Erlösung. Sie mußte sich das Wunder ihrer *Heilung* selbst erarbeiten. Sie fand ihren Weg der *Selbsthilfe*: sie nahm ihre Sucht *buch-stäblich* auseinander.

»(...) Noch nie ist jener Höllenkreis, der sich zwischen der Magersucht und der Freßsucht entwickelt, mit einer so gewagten Schutzlosigkeit und Radikalität beschrieben worden wie in *Birgit Kloths* literarischem Befreiungsakt ›Zum Kotzen‹.« *Deutsches Allgemeines Sonntagsblatt.*

211 Seiten. br.
29,90 DM / 233,– öS / 31,10 sfr
ISBN 3-89308-140-2
(»Attempto Lebenswege«)

Attempto Verlag Tübingen

Die Deutsche Bibliothek – CIP-Einheitsaufnahme

Körner-Armbruster, Angela: Totgeburt weiblich : ein Abschied ohne Begrüssung / Angela Körner-Armbruster. Mit einem Nachw. von Mareile Korte-Schraivogel. – Tübingen : Attempto-Verl., 1994
(Attempto Lebenswege)
ISBN 3-89308-210-7

Lektorat: Hubert Klöpfer, Tübingen. – Umschlag: Ute Osterwalder, Erbach-Günterfürst. – Satz: Klaus Meyer, Tübingen.
Druck: Gulde Druck, Tübingen. – Einband: Industriebuchbinderei Nädele, Nehren.